*Dr. med. Gertrud Grimm*

# Chronische Blasenentzündung, Blasenkrebs und Niereninsuffizienz – homöopathisch verhüten und heilen

Dr. med. Gertrud Grimm

# Chronische Blasenentzündung, Blasenkrebs und Niereninsuffizienz

*– homöopathisch verhüten und heilen –*

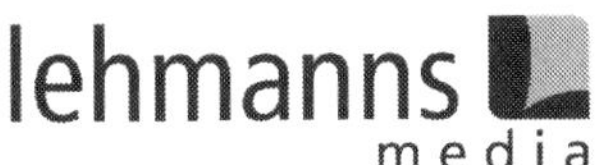

*Impressum*

**Bibliografische Information der Deutschen Nationalbibliothek**
Die Deutsche Nationalbibliothek verzeichnet diese Publikation in der Deutschen Nationalbibliografie; detaillierte bibliografische Angaben sind im Internet unter
`http://www.dnb.de` abrufbar.



**Wichtiger Hinweis**

Alle Ratschläge, Rezepturen und Anwendungen im vorliegenden Buch wurden von mir über Jahrzehnte mit bestem Erfolg erprobt. Dieses Buch richtet sich sowohl an Laien als auch an Therapeuten. Laien sollten ohne Beratung eines erfahrenen Behandlers keine Applikationen vornehmen. Weder Autor noch Verlag haften für irgendwelche Schäden.


Helmholtzstr. 2-9
10587 Berlin
Umschlag: Bernhard Bönisch

Satz & Layout: LaTeX (Zapf Palatino) Volker Thurner, Berlin
Druck und Bindung: Docupoint, Barleben
ISBN 978-3-96543-101-0 www.lehmanns.de

# Inhaltsverzeichnis

Meiner Tochter Cornelia.
In Dankbarkeit gewidmet.

# Teil I

# Die chronische Blasenentzündung ist homöopathisch heilbar

# 1 Milieusanierung durch Ernährungsumstellung

„Le microbe c'est rien, le terrain c'est tout"
„Die Mikrobe ist nichts, das Terrain ist alles"

*(Louis Pasteur)*

## a) Das Säure-Basen-Gleichgewicht

Das Säure-Basen-Gleichgewicht steht im Vordergrund. Blut und Urin haben den gleichen pH-Wert, das Gewebe reagiert gegensätzlich. Wenn das Blut mit seinem pH-Wert leicht im alkalischen Bereich liegt, handelt es sich beim Gewebe bereits um eine massive Übersäuerung. Akute, wie auch chronische Erkrankungen werden stets von einer mesenchymalen Azidose begleitet. Der Blut-pH-Wert ist im alkalischen Bereich erhöht. Daraus entwickelt sich eine niedrigere Abwehr. Auf dem Boden eines entgleisten Stoffwechsels bilden sich akute sowie chronische Erkrankungen. Wenn man die Ernährung umstellt, wie im nächsten Kapitel beschrieben, erreicht man einen ausgeglichenen Säure-Basen-Haushalt.

Es gibt allerdings auch gute Präparate z. B. der Firma sanum, welche unterstützend wirken und nur anfangs ihren Einsatz finden sollten. Es handelt sich um die Basenmischung alkala-„N", welche im Magen-Darm-Trakt Sodbrennen und Blähungen beseitigt, weiterhin Citrokehl, welches der Alkalisierung des Blutes entgegengewirkt. Bei Citrokehl handelt es sich um Acidum citricum (Zitronensäure) in der Potenz D10, D30, D200.

Und ein sehr wirksames Präparat ist weiterhin sanuvis mit L-(+) Milchsäure als Bestandteil. Diese Arznei reguliert den pH-Wert des Blutes und des Gewebes. Acidum L(+)-lacticum liegt in jeder Tablette bzw. in den Tropfen in D4, D6, D12, D30, D200 vor, sanuvis ist in Tropfen, Tabletten und Ampullen erhältlich, in Salbe als sanuvis D1.

Alkala-N wird schluckweise, – 1 Messlöffel Pulver in ½ Tasse Wasser gelöst –, über den Tag verteilt getrunken; oder man macht ein Fußbad von 20–30 Minuten und gibt ½ Esslöffel Pulver ins heiße Wasser. Die Wassertemperatur sollte ca. 37° C haben.

Bei sanuvis werden 3x60 Tropfen eingenommen, bzw. 1–3 x pro Tag 1 Tablette mit ausreichend Flüssigkeit geschluckt. Man kann auch 1–3 x pro Woche 1 Ampulle intramuskulär spritzen.

Citrokehl liegt in Tablettenform, Tropfen und als Injektionslösung vor. Die Dosierung erfolgt nach Anweisung.

Zur Milieusanierung gehört auch die Herdsanierung, Zahnherde und auch andere Herde müssen ausgeschaltet werden, d. h. sowohl wurzelbehandelte als auch tote Zähne müssen entfernt werden. Es findet sich dort die Leptrotrichia buccalis, ein Bacterium, welches auch beim Krebsgeschehen an tumorbefallenen Organen zu finden ist.

Andere Störfaktoren sind: chronische Tonsillitis, chronische Sinusitis, chronische Appendicitis sowie chronische Cholecystitis.

## b) Ernährungsumstellung

Die richtige Ernährung lässt unser Blut, überhaupt unser Körpersäfte wieder fließen, dies ist enorm wichtig. Wo Fluss ist gibt es keinen Stau, keine Entzündung, keine Bluteindickung, keine Thromben, und somit keine Gefäßverstopfung. Die Erythrozyten, die in Geldrollen aneinandergelagert und verklebt sind, lösen sich bei entsprechender Ernährung wieder auf und können ihrer Aufgabe, Sauerstoff zu transportieren, wieder gerecht werden. Die Eiweißmast macht unser Blut zähflüssig und fördert die **Übersäuerung** in unserem Körper. Im Dunkelfeldmikroskop kann man die Geldrollenbildung der roten Blutkörperchen erkennen, unter Eiweiß-Fasten lösen sich diese sofort wieder auf. Ebenso verschwinden andere Merkmale des eingedickten Blutes, nämlich Fillite und Mucor-Symplasten bei Eiweißreduzierung, sehr schnell. Unseren Eiweißbedarf sollten wir mit pflanzlichem Eiweiß decken. Wenn man täglich den Frischkornbrei nach Dr. Bruker isst und genügend Salate bzw. Gemüse, nimmt man ausreichend Eiweiß zu sich. Die pflanzlichen Hauptlieferanten für Eiweiß sind das Rohgetreide und Hülsenfrüchte. Sojaprodukte sollten nicht öfter als 2 x pro Woche verzehrt werden. Man muss auch nicht täglich Hülsenfrüchte auf dem Speiseplan haben, in jedem Gemüse ist Eiweiß enthalten. Der Frischkornbrei nach Dr. Bruker ist das Kernstück der vitalstoffreichen Ernährung und soll täglich 1x gegessen werden.

**Rezept nach Dr. Bruker:**

3 Esslöffel Fünf- oder Sechskornmischung mittel bis grob schroten
6 Esslöffel Wasser dazu geben
Anschließend mindestens 5 Stunden quellen lassen, am besten über Nacht
1 geriebenen Apfel hinzu, zusätzlich rohes Obst nach Saison
1 Esslöffel Sahne und einige Nüsse, am besten verschiedene Sorten

Die fettlöslichen Vitamine benötigen die Sahne, um ihre Wirkung zu entfalten.

**Eine weitere Möglichkeit, Rohgetreide in den Speiseplan einzubringen, ist das Keimen von Getreide:**

Man weicht 3 Esslöffel Bio-Körner, 6-Kornmischung, über Nacht ein, schüttet diese in ein Sieb und spült sie mit frischem Wasser ab und lässt sie anschließend abtropfen. Danach bleiben die Körner 2 Tage im Sieb und werden 2 x pro Tag mit Wasser überbraust. Am 3. Tag sehen Sie Keimlinge; die gekeimten Körner können Sie dann in Suppen geben, an den Salat oder in Soßen und cremige Nachspeisen. Das gekeimte Korn beinhaltet das Achtfache an Vitaminen, verglichen mit dem nichtgekeimten Korn.

Und noch eine andere Möglichkeit, wenn Sie Abwechslung wünschen oder wenn es mal schnell gehen soll:

Besorgen Sie sich im Reformhaus oder im Bioladen eine Haferquetsche und rohen Nackthafer (dieser ist spelzenfrei). Der Nackthafer wird mittels Haferquetsche gepresst und sofort nach Zubereitung mit Zutaten wie beim Frischkornbrei verzehrt. Die Zubereitung mit rohem Hafer ist nicht durch Haferflocken zu ersetzen, diese sind erhitzt und enthalten damit viel weniger Mineralien, Spurenelemente und Vitamine.

Tabelle 1.1: Eiweißlieferanten

| **tierischer Art** | **pflanzlicher Art** |
|---|---|
| jedes Fleisch | Getreide |
| Fisch | Linsen / Bohnen / Erbsen |
| Meeresfrüchte | Nüsse |
| Milch | Samen |
| Ei | jedes Gemüse |

Der hohe Eiweißkonsum fördert die Zähflüssigkeit der Körpersäfte, Blut und Lymphe dicken ein, die roten Blutkörperchen werden unbeweglich, starr, kleben zusammen und können sich dann kaum noch durch die kleinen Blutgefäße schlängeln, welche dann verstopfen. Eine **Säurestarre** ist oft die Folge. Die Säurestarre kann in der Folge Gefäße verstopfen und ganz verschließen, sodass Blutgerinnsel einen Schlaganfall hervorrufen. Aber auch die Gefäßwände leiden Schaden, sie werden brüchig, bedingt durch Ablagerungen in den Arterien. Folglich platzen diese, die Gehirnblutung ist die Folge. Weitere Eiweißspeicherkrankheiten sind Hörsturz, Tinnitus, Herzinfarkt und Arteriosklerose. **Nach Dr. Bruker steigen die Herzinfarkthäufigkeit und der Verzehr von tierischem Eiweiß seit 4 Jahrzehnten proportional an.**

Der Genuss von Säugetierfleisch, meist sogenanntes rotes Fleisch, ist streng zu meiden, dies fördert die Übersäuerung im Gewebe. Wenn Sie unbedingt Fleisch essen wollen, dann essen Sie 2 x pro Woche 100gr Huhn oder Pute. Das Brustfleisch vom Huhn ist am besten verträglich.

Meiden Sie Kuhmilch und Kuhmilchprodukte völlig, Sie können Ziegenmilch bzw. deren Produkte auf Ihrem Speiseplan stehen haben, besser aber Hafermilch, Sojamilch, Reismilch oder Dinkelmilch. Sojamilch oder Sojamilchprodukte sollten nicht öfter als 2 x pro Woche zum Einsatz kommen.

Wenn Sie Pudding oder Cremespeisen zubereiten wollen, verwenden Sie Sahne mit Wasser verdünnt. Der Eiweißanteil der Sahne beträgt nur 2,5 % und ist damit zu vernachlässigen. Kuhmilch fördert Heuschnupfen, Allergien, Mittelohrentzündung, Angina tonsillaris, Bronchitis und vor allem Blasenentzündung, kurz: Kuhmilch schwächt die Schleimhäute. Das Blut verklebt, es wird zähflüssig, ebenso dickt die Lymphe ein.

- Quark und Buttermilch sind ungünstig für die Herzkranzgefäße.
- Camembert schädigt Pankreas und Leber sowie die Gallenblase.
- Hartkäse wirkt auf Prostata und den Unterleib ungünstig.
- Muscheln sind sehr schwermetallbelastet.
- Garnelen führen zu Harnsäureerhöhung und in der Folge zu Gichtanfällen.
- Eier sind sehr schädlich, diese entwickeln Gärgase, schwächen das Immunsystem und verkleben die Eileiter. Sie sind bei Menstruationsproblemen oftmals die Ursache. Verwenden Sie statt Eier Eiersatz aus dem Reformhaus.

Leben Sie insgesamt streng vegetarisch, Sie müssen sich nicht vegan ernähren, aber meiden Sie Tierprodukte möglichst ganz (Honig ausgenommen). Diese enthalten artfremdes Eiweiß, welches sehr schädlich fürs Immunsystem ist. Butter und Sahne sind erlaubt, der Eiweißgehalt ist ganz gering (2,5 %). Essen Sie viel Frischkost, der Rohkostanteil, an Ihrer gesamten Nahrung gemessen, sollte **mindestens** 50 % sein. Beim Kochprozess entsteht ein beträchtlicher Vitaminverlust. Vitamin C, E und B12, außerdem Lecithin, Folsäure und Biotin leiden am meisten. Tiefkühlkost gehört zur Frischkost, das Vitamin E ist am empfindlichsten. Insgesamt sind nach 4 Monaten etwa 15 +% der Vitalstoffe verloren gegangen, nach 1 Jahr ca. 55 %. Wenn Sie Ihr Frischgemüse lagern wollen, dann bewahren Sie es bitte dunkel und kühl auf. Ein Salat, der 3 Tage alt ist, beinhaltet nur noch 25 % der Inhaltsstoffe.

Und noch ganz wichtig: Wärmen Sie nie etwas auf, es sollte alles frisch gekocht gegessen werden.

Beim Lagern und nochmaligem Erwärmen entwickeln sich nach Wilz **erhebliche** Schadstoffe.

Essen Sie nur 2–3 x pro Woche Brot, legen Sie statt dessen eine weitere Gemüsemahlzeit ein.

Meiden Sie weiterhin alle Arten von Zucker (weißer Zucker, Rohrzucker und Fruchtzucker), es entsteht ein saurer Stoffwechsel, süßen Sie mit Honig.

Streichen Sie Weißmehlprodukte aus Ihrem Speiseplan, statt dessen sollen Vollkornprodukte zum Einsatz kommen. Statt weißen Nudeln sollten Vollkornnudeln ohne Ei auf Ihrem Speiseplan stehen; statt weißem Reis sollte Naturreis gegessen werden.

Zu empfehlen ist das Essener Brot, ein wunderbares Brot, das nicht säuert:

**Das lebendige Vollkornbrot, gebacken nach einem Rezept der Essēner (Essäer):**

Alle Bestandteile aus kontrolliert biologischem Anbei: Weizen, Roggen, Hafer, Dinkel, Hirse, Leinsaat, Sesam, Sonnenblumenkerne, Honig und Meersalz. 60 % des Getreides (Weizen 100 %) und der Zutaten werden belebt, d. h. in levitiertem Wasser zum Quellen gebracht. Nach ca. 12 Stunden, bevor der Keim sich zeigt, wird das Quellgut mit einer Flockenwalze gequetscht. Vom runden Korn soll der Keimling nur angeregt werden, dadurch enthält er mehr Vitamine und Enzyme. Das Essener-Brot wird mit Sauerteig und sehr wenig (ca. 1 Gramm) Hefeteig zubereitet. Ein Teil des Mahlgutes wird bei warmer Temperatur nur kurze Zeit angesäuert. Dadurch bildet sich dann überwiegend rechtsdrehende Milchsäure und keine Essigsäure. Das ist der Grund für den milden, gar nicht sauer ausgeprägten Geschmack dieses wunderbaren Brotes.

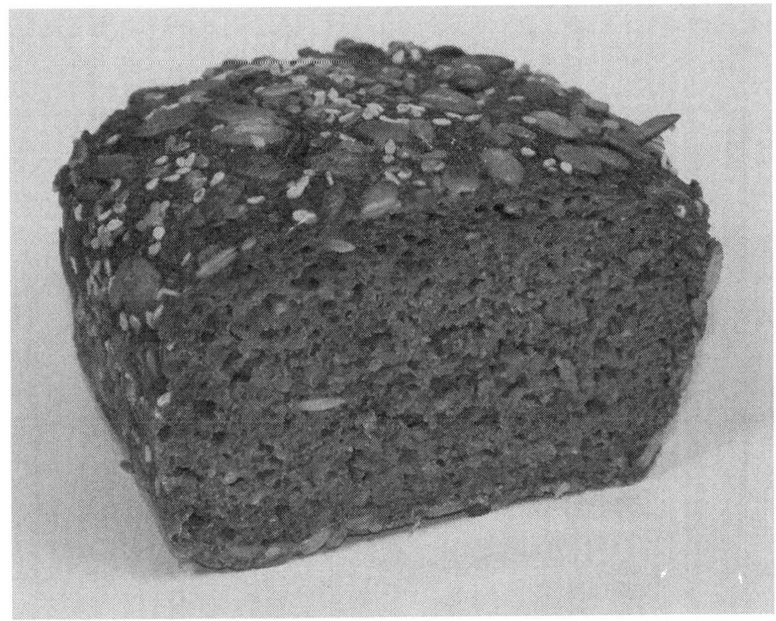

Abbildung 1.1: Quelle: Fritzs (Wikipedia) Essener Brot.

Vertrieb und Versand von Brot und Spezialitäten mit levitiertem Wasser, Yogi und Ayurvedischen Tees von Golden Temple, Strohmatratzen, Fachliteratur u.v.m.:

Horst Kroeger
Unterkatzbach 3
D-83561 Ramerberg

☎ (08039) 408770, Fax 408771
Mobil: (0172) 9096474
`www.essener-brot.com`

Sollte das Brot bei Ihnen nicht zu bekommen sein, lassen Sie es sich zuschicken!

Ganz wichtig: Trinken Sie niemals Bohnenkaffee, Schwarztee oder Grüntee, dies sind Gefäßgifte. Durchblutungsstörungen, Blutdruckschwankungen, Migräne und TIA sind die Folge.

Nachfolgend eine Zusammenfassung der Nahrungsmittel und Anwendungen, die der Säurestarre entgegenwirken, die Alkalose im Blut fördern und somit die Abwehr fördern. Die Gefahr für akute und vor allem chronische Erkrankung sinkt.

- Ananas (-saft), Äpfel mit Schale, Knoblauch, Bärlauch, Ginseng, jede Frischkost (Nüsse, Salate, Obst, Rohgetreide), NONI-Saft, Schwarzkümmelöl, Borretschöl-Kapseln, Vitamin C, Gingko-Präparate, Aderlässe.

Ganz wichtig! Trinken Sie täglich 1 ½ Liter Leitungswasser; dies sollen Sie vor dem Genuss 20 Minuten köcheln und etwas Ingwer zugeben. Das Wasser wird über den Tag verteilt getrunken.

Liste basenüberschüssiger Lebensmittel:

- Kartoffeln, am besten Pellkartoffeln, Obst, alle Salate, rohes Sauerkraut, saure Bohnen, Kastanien, Petersilie, Schnittlauch, Kümmel, Senf, Pfeffer, Paprika, saure Gurken, Zitronen, säuerliches Obst und Ziegenmilch.

Diese Nahrungsmittel enthalten organische Säuren, welche zu Kohlensäure abgebaut und ausgeatmet werden. Der Basenanteil bleibt zurück.

Auch unsere Öle sollten wir sorgfältig auswählen. Bei den nativen Pflanzenölen bleiben Vitamine, essentielle Fettsäuren und Enzyme weitgehend erhalten, dies liegt am Herstellungsprozess.

Liste der einzelnen Öle:

- Olivenöl: reich an ungesättigten Fettsäuren, nicht erhitzen, nur für Rohkostsalate verwenden.
- Sesamöl: reich an ungesättigten Fettsäuren, cholesterinsenkend, nur für Rohkostsalate, nicht erhitzen.
- Weizenkeimöl: reich an Vitamin E, für Salate, nicht erhitzen.
- Rapsöl: lang haltbar, reich an ungesättigten Fettsäuren, zum Braten geeignet.
- Sonnenblumenöl: reich an ungesättigten Fettsäuren, zum Dünsten und für Salate, nicht zum Braten.

- Leinöl: nur einige Wochen haltbar, reich an Alpha-Linolen-Säuren und 3-fach ungesättigten Fettsäuren, cholesterinsenkend, für Salate verwenden, nicht erhitzen.
- Hanföl: reich an 2-fach ungesättigten Fettsäuren, enthält bis zu 2 % Gamma-Linolensäure, nur für Salate geeignet, nicht erhitzen.
- Erdnussöl: reich an einfach ungesättigten Fettsäuren, nur hochvorerhitzt im Handel erhältlich, zum Dünsten und Braten gut geeignet.

Unsere Kräuter sollten wir nicht vergessen, diese sind basisch, meist reich an Vitamin C und beeinflussen unseren Stoffwechsel günstig; denken wir an: Basilikum, Bohnenkraut, Beifuß, Borretsch, Dill, Kerbel, Sauerampfer, Gartenkresse, Schnittlauch, Petersilie, Salbei, Zitronenmelisse, Estragon und Majoran.

Nicht vergessen: Legen Sie jede Woche 1 Fastentag ein, eventuell zusätzlich 1 Rohkosttag. Dies wirkt sich sehr günstig auf den Organismus aus, es wirkt der Übersäuerung und damit der Verklumpung des Blutes entgegen, da die Eiweißspeicher entleert werden. Chronischen Krankheiten wird jeglicher Boden entzogen, auch akute Erkrankungen werden seltener.

# 2 Wissenswertes

Die Harnblase sammelt den Urin, der in der Niere produziert wird, sie fasst 300–500 ml. Manche Menschen verspüren einen Harndrang schon bei einer Blasenfüllung von 200 ml, andere erst bei 500 ml. Normalerweise muss man höchstens alle 2 Stunden zur Toilette, um Wasser zu lassen. Die Harnblase wird dann bis auf 10 ml entleert. Wenn Sie öfters zur Toilette müssen, dann meiden Sie koffeinhaltige Getränke, kohlensäurehaltige Getränke, scharfe Gewürze, Zitronensaft und Süßstoffe, welche die überaktive Blase noch mehr reizen. Der Harn besteht hauptsächlich aus Wasser (ca. 95 %) und zu ca. 5 % aus Endprodukten des Stoffwechsels (Harnstoff, Kreatinin, Natrium, Magnesium und Harnsäure).

Der pH-**Wert** des Urins beim Gesunden schwankt zwischen 4,5–8. Meistens schwanken die Werte zwischen pH 5–6. Die Ernährung bestimmt den pH-Wert. Ist der pH-Wert im alkalischen Bereich pH 7–8, so liegt meist ein Harnwegsinfekt vor.

**Nitrit** ist ein direkter Nachweis für einen Infekt. Die Erreger von Harnwegsinfekten bauen das Nitrat im Urin um zu Nitrit. Es gibt aber auch nicht nitritbildende Keime, daher ist das Ergebnis von Teststreifen nicht sicher.

**Eiweiß** sollte im Urin nicht vermehrt auftreten. Eiweißausscheidung hat verschiedene Ursachen, es gibt **auch** eine gutartige Proteinurie. Langes Stehen oder körperliche Anstrengung sowie Unterkühlung und Erhitzung können dafür verantwortlich gemacht werden. Nach Hypertonie, Diabetes und Niereninsuffizienz muss gesucht werden.

Es gibt auch Teststreifen, um eine Mikroalbuminurie aufzudecken, es werden Nierenschäden im frühen Stadium gefunden.

**Blut** sollte auch nicht vorkommen. Es muss dann immer ein Tumorleiden ausgeschlossen werden. Ansonsten tritt Blut im Urin auf bei Infektionen der Harnwege, bei Nierenzysten, Steinbildung, bei Abusus von Analgetika und bei der hämorrhagischen Diathese. Bei Frauen muss die Regelblutung berücksichtigt werden. Um eine sichere Aussage zu bekommen, muss oftmals eine Blasenspiegelung vorgenommen werden.

Bei einer Blasenentzündung handelt es sich in 95 % der Fälle um eine Entzündung, die durch Escherichia coli-Bakterien hervorgerufen wird. Die Bakterien steigen durch die Harnröhre in die Blase auf.

Die Leitsymptome der Zystitis sind:

- Dysurie
- Pollakisurie
- Nykturie
- \+ Harninkontinenz

Die Behandlung erfolgt so, wie es im folgenden Kapitel 3 „Die akute Blasenentzündung" beschrieben ist.

# 3 Die akute Blasenentzündung

## 3.1 Vorbeugende Maßnahmen

**Oberstes Gebot** sind warme Füße. Machen Sie bei Bedarf (1–3x/Woche) ansteigende Fußbäder. Geben Sie in ein passendes Gefäß Wasser mit der Temperatur von 33° C und gießen alle 2 Minuten heißes Wasser nach bis eine Temperatur von 40° C erreicht ist. Darin baden Sie die Füße 15 Minuten lang. Die Durchblutung wird noch verstärkt, wenn Sie 20g Senfmehl oder 2 EL Totes-Meer-Salz hinzugeben. Mucokehl D5 Tropfen von der Firma sanum sind am stärksten durchblutungsfördernd. Falls Sie stets eiskalte Füße haben, geben Sie 15 Tropfen ins Bad und reiben die Füße nach dem Bad noch mit Mucokehl D3 Salbe ein. Über 40 Jahre hat sich dieser Tipp in meiner Praxis bestens bewährt. Ziehen Sie nach dem Bad Wollsocken an.

**Ganz wichtig:** Trinken Sie genügend, mindestens 1,5 Liter täglich, wenn Sie schwitzen, entsprechend mehr.

Empfehlenswert ist, immer mal wieder eine 14-tägige Kur einzuschieben, während der Sie täglich 1 Liter abgekochtes, abgekühltes Wasser trinken. Es dient der Entgiftung.

Wenn Sie täglich 100–200ml Cranberry oder Preiselbeersaft trinken, können Sie Harnwegsinfekten auch gut vorbeugen. Studien belegen dies.

Und noch ein prima Tipp: Trinken Sie immer mal wochenweise den Sud von abgekochtem Brokkoli-Gemüse. Die Inhaltsstoffe wirken Entzündungen im Uro-Genitalbereich entgegen:

250g Brokkoli werden mit ¼ Liter Wasser geköchelt (4 Minuten), der Sud wird am besten nüchtern getrunken, hinterher 20 Minuten lang nichts essen oder trinken, außer Wasser. Den Brokkoli kann man als Gemüse zur Mittagsmahlzeit essen.

Dieser Tipp stammt von Dr. Andrea Flemmer. Sie ist Autorin des Buches „Blasenprobleme natürlich behandeln".

Brokkoli-Sprossen wirken 50x wirkungsvoller als Gemüse. Diese enthalten 50x soviel Sulforaphan als ausgewachsener Brokkoli. Die Sprossen enthalten besonders viel Antioxidantien und stärken das Immunsystem. Das belegt eine Studie der John Hopkins Universität in den USA.

Was sehr wichtig und erwähnenswert ist: Schützen Sie sich vor einer unvollständigen Blasenentleerung. Die Blase sollte stets vollständig entleert werden. Wenn Restharn zurück bleibt, ist oft eine Blasenentzündung vorprogrammiert. Die Bakterien haben große Chance sich zu vermehren, wenn der Urin lange nicht entleert wird. Restharn wird bei Diabetikern, MS-Patienten und bei Patienten mit einer vergrößerten Prostata beobachtet. Der Urologe hilft Ihnen dann weiter.

Warme Kleidung ist natürlich selbstverständlich. Wenn Sie Rad fahren, schützen Sie die Nierengegend und den Unterleib gegen Fahrtwind. Führen Sie stets trockene Kleidung zum Wechseln mit. Bei allen Sportarten sollten Sie Unterkühlung vermeiden. Nach dem Schwimmen im temperierten Wasser sollten Sie die nasse Kleidung sofort wechseln und sich fest abfrottieren. Dadurch entsteht eine reaktive Hyperthermie und Sie bleiben gesund.

Die gesündeste Sportart ist das Wandern und Bergsteigen, aber auch da sollten Sie Ersatzwäsche mit sich führen. Surfen und Kanu fahren, sowie Schwimmen im kalten Wasser sind ungünstig.

Patienten mit rezidivierenden Harnwegsinfekten sollten Kuhmilchprodukte jeder Art, scharfe Gewürze, Zitrusfrüchte, Kaffee und koffeinhaltige Getränke meiden. Alkohol ist in Maßen erlaubt. Wenn

Sie zu Vestopfung neigen, dann sollten Sie dies beseitigen. Eventuell muß man an eine Darmsanierung denken. Besprechen Sie diesen Punkt mit Ihrem Hausarzt.

Bei der Reinigung sollten Sie die Region von Scheide bis After ausschließlich von vorne nach hinten reinigen, auch von vorne nach hinten abtrocknen. Eine gründliche Reinigung sollte 2x/Tag erfolgen. Eine übertriebene Reinigung zerstört die normale Keimflora. Bitte verwenden Sie nur Einmalwaschlappen und Einmalhandtücher. Bei einem drohenden Harnwegsinfekt betupfen Sie die gereinigten Stellen mit notakehl D5 Tropfen. Diese Maßnahme hilft vorbeugend sehr gut.

Es gibt auch eine Impfung. Diese richtet sich gegen die hauptsächlichen Erreger der Blasenentzündung. Escherichia coli-Stämme, Proteus mirabilis, Morganella morganii, Klebsiella pneumoniae und Enterococcus faecalis. Es werden 3 Spritzen im Abstand von einigen Wochen in den Oberarm gegeben. Nach 1 Jahr wird eine weitere Spritze verabreicht und dann jedes Jahr eine Injektion. Diese Impfung hilft in 60 % der Fälle, da nicht alle Erreger berücksichtigt sind.

Eine weitere Vorbeugemaßnahme bietet die Firma sanofi-synthelabo. Es handelt sich dabei um das Präparat Uro-Vaxom. Es ist in Kapselform auf dem Markt. Eine Kapsel enthält 6mg lysierte immunaktive Fraktionen aus ausgewählten Escherichia coli-Stämmen. Morgens nüchtern wird 1 Kapsel mit Flüssigkeit eingenommen, anschließend ½ Stunde nüchtern bleiben. Die Escherichia coli-Bakterien sind zu über 90 % die Verursacher der Harnwegsinfekte. Uro-Vaxom ist ein starkes Immunstimulans. Eine Stimulierung der T-Lymphozyten und eine Induktion von endogenem Interferon wurde nachgewiesen.

Weitere Vorsorgemaßnahmen: Ein paar Worte zur Kleidung: Die Unterwäsche sollte einen sehr hohen Baumwollanteil haben. Hautenge Slips, die Kontakt zum After haben und mit den Coli-Bakterien in Berührung kommen, sind abzulehnen. Die Leibwäsche sollte mindestens mit 60° C gewaschen und häufig gewechselt werden.

Urologen geben oftmals ein Präparat, welches den Urin ansäuert, als Vorbeugemaßnahme, da viele Bakterien, aber nicht alle, im sauren Milieu absterben. Es ist einen Versuch wert. Normalerweise liegt der pH-Wert des Urins im leicht alkalischen Bereich, der pH-Wert ist größer als 7. Den pH-Wert können Sie mit Meßstreifen bestimmen.

Setzen Sie sich nie auf eine kalte Bank, einen kalten Stein oder kalten Zahnarztstuhl. Wenn dies doch mal passiert ist, dann nehmen Sie 2 Globuli Dulcamara D30 oder 2 Tabletten Dulcamara D6 und machen anschließend ein heißes Fußbad, wie beschrieben.

Auch an Eupatorium purpureum D6/D30 ist zu denken. Legen Sie diese Notfallmaßnahmen zu Hause griffbereit.

## 3.2 Behandlung mit homöopathischen Einzelmitteln

Eine sehr häufig verordnete Arznei ist **Cantharis vesicatoria** (spanische Fliege). Es ist ein sehr starkes Mittel. Es wird bei unerträglichem Harndrang, Brennen und Schmerzen eingesetzt. Die Schmerzen sind im gesamten Nierengebiet. Der Urin geht tropfenweise ab. Brennen und Tenesmen, auch beim Stuhlabgang, gehören zum Arzneimittelbild. Ich gebe meist Cantharis D6, stündlich 1 Tablette bis Besserung eintritt, dann seltener. Man kann auch eine andere Verdünnung wählen, D12 oder auch D30, diese Potenzen werden dann seltener eingesetzt.

Ein weiterer Klassiker unter den Blasenmitteln ist **Berberis vulgaris** (Berberitze). Es wird eingesetzt bei häufigem Harndrang, bei Brennen beim Wasserlassen und Schmerzen im gesamten Nierengebiet. Meist wird die Verdünnung D3 eingesetzt, 3 x 1 Tablette/Tag.

**Sarsaparilla** – (Sarsaparilla-Wurzel, ein Liliengewächs aus Südmexiko). Im Arneimittelbild findet sich ein starker Schmerz beim Wasserlassen. Schmerz im rechten Nierengebiet, Blut im Urin, der Urin fließt spärlich ab. Rheumatische Beschwerden finden sich im Arzneimittelbild. Meist wird die Verdünnung D6 gewählt, 3x am Tag je 1 Tablette.

**Dulcamara**, Bittersüß, ist eine Arznei, die besonders gut wirkt, wenn es sich um Folgen von feuchtem Wetter handelt oder auch Kälte, besonders wenn diese auf heißes Wetter folgt. Heiße Tage, kalte Nächte begünstigen die Beschwerden. Die Miktion ist schmerzhaft, Abkühlung vertragen die Patienten schlecht. Auch rheumatische Beschwerden melden sich sehr oft. Die Verdünnung D30 wird häufig eingesetzt.

**Apis mellifica** – Honigbiene. Brennen und Schmerzen am Ende vom Wasserlassen, stechender Schmerz und unwillkürlicher Abgang sind Themen dieses Mittels. Der Urin ist eiweißhaltig und blutig. Häufige Gaben von der Verdünnung D6.

**Aconitum napellus** – Sturmhut wird im 1. Stadium der Blasenentzündung eingesetzt. Brennen und Schmerz, Unruhe und Angst sind kennzeichnend. Häufig wird die Verdünnung D3 eingesetzt, oft als Einmalgabe.

**Nux vomica** – Brechnußbaum. Brennen, Schmerzen, häufiges Wasserlassen, tröpfchenweiser Harnabgang und blutiger Urin sind die Themen von dieser Arznei. Die Verdünnung ist D6, alle 2–3 Stunden je 1 Tablette lutschen.

**Causticum**, Hahnemanns Ätzstoff, wird eingesetzt bei unwillkürlichem Urinabgang, z. B. bei Husten und Niesen. Bei Bettnässen und wenn es sich um eine Reizblase handelt, findet Causticum seinen Einsatz. Im Arneimittelbild von Causticum finden sich sets auch rheumatische Beschwerden. Häufig entscheide ich mich für die Verdünnung D30, 1 x täglich.

**Eupatorium purpureum** – roter Wasserhanf. Kälteeinwirkung und Temperaturschwankungen sind die Ursache.

Wenn die Blasenentzündung zum Rezidiv neigt, dann muss die miasmatische Behandlung hier ihren Einsatz finden. Ohne die entsprechende Nosode wird man auf Dauer keine Hilfe bekommen. Die entsprechenden Nosoden sind bei der chronischen Blasenentzündung beschrieben.

## 3.3 Behandlung mit sanum-Arzneien

Bei der akuten Zystitis sind Kuhmilchprodukte, Zitrusfrüchte, Senf, Pfeffer, Knoblauch und weitere scharfe Gewürze, die die Schleimhaut reizen, verboten. Um der Säurestarre, welche sich ungünstig auswirkt, entgegenzutreten, gebe ich meinen Patienten 3 x pro Tag 60 Tropfen **sanuvis**.

Zusätzlich **alkala N** nach Anweisung.

Das wichtigste Präparat ist **notakehl**.

Es ist ein Präparat für bakterielle Entzündungen und ist in Ampullenform D7, D6, D5, in Suppositorien, in Tropfen, in Kapseln und Tabletten erhältlich.

Während der ersten drei Tage wird notakehl D5 i.v. injiziert, täglich 1 Ampulle, anschließend 2 x pro Woche 1 Ampulle, etwa drei Wochen lang, je nach Beschwerdebild.

Zusätzlich werden 2 x täglich notakehl D5 Tropfen zur Anwendung gebracht. 4 Tropfen werden über der Blasengegend eingerieben, weitere 4 Tropfen in die Nasenlöcher verteilt gegeben und hochgezogen. Diese Anwendung geht auch über 4 Wochen. Dann machen Sie 14 Tage Pause und reiben erneut 4 Wochen lang notakehl D5 Tropfen ein und geben 4 Tropfen in die Nasenlöcher.

Wenn die ersten 4 Wochen verstrichen sind, beginnen Sie mit einem Bakterienpräparat – **Propionibacterium avidum** D5 –, es liegt in Kapselform vor und muss über die internationale Apotheke besorgt werden; 2 x pro Woche wird je 1 Kapsel eingenommen.

Diese Arznei ist eines der stärksten bakteriellen Immunmodulatoren und sollte über 8 Wochen Einsatz finden. Die Erfolge sind verblüffend.

Zusätzlich rate ich zu Schiele-Fußbädern, falls Sie unter kalten Füssen leiden. Sollte einmal der Erfolg ausbleiben, dann rate ich zur Schaukeldiät im 3-Tage-Rhythmus. Es sollten im Wechsel 3 Tage lang Lebensmittel gegessen werden, die den Harn säuern bzw. alkalisieren. Damit wird den Bakterien, die in saurem Milieu gedeihen, wie auch den Bakterien, die das alkalische Milieu bevorzugen, der Boden entzogen.

Trinken Sie zusätzlich 0,2 Liter Cranberry- oder Preiselbeersaft pro Tag, Saft aus dem Reformhaus, welcher Muttersaft genannt wird. Es handelt sich um 100 %igen Fruchtsaft ohne Zusatzstoffe.

Folgende Teemischungen desinfizieren den Harn, es sollten 1–2 Liter pro Tag getrunken werden.

1. Mischung:

- 20 g Birkenblätter
- 20 g Goldrutenkraut
- 20 g Orthosiphonblätter (Katzenbartblätter)
- 30 g Bärentraubenblätter
  (Bärentraubenblätter brauchen einen alkalischen Urin, um ihre Wirkung zu entfalten)
- 10 g Pfefferminzblätter

1 Esslöffel Teemischung mit 150 ml (1 Tasse) kochendem Wasser übergießen, 10 Minuten ziehen lassen, abseihen, ca. 4 Tassen pro Tag warm trinken.

2. Mischung:

- 60 g Hauhechelwurzel
- 30 g Birkenblätter
- 10 g Buccoblätter

1 Esslöffel Teemischung mit 150 ml (1 Tasse) kochendem Wasser übergießen, 10 Minuten ziehen lassen, abseihen, ca. 4 Tassen pro Tag trinken.

## 3.4 Behandlung mit Heilpflanzen

Es gibt gute pflanzliche Antibiotika, die wirklich bei Blasenentzündung helfen. Gegen diese Kräuter gibt es nie Resistenzen.

**Bärentraubenblätter**: Diese Blätter hemmen das Wachstum des Bakteriums Escherichia coli. Man nimmt die Bärentraubenblätter 1 Woche ein und nicht öfter als 5 x pro Jahr. Der Wirkstoff ist Arbutin und bevorzugt einen alkalischen Urin um sich entfalten zu können. Sie können Natriumbicarbonat einnehmen, um den Harn alkalisch zu bekommen. Natürlich auch auf pflanzliche Ernährung achten! Arbutin kommt in Heidelbeeren, Himbeeren, Preiselbeeren, Birnenblättern und Bärentraubenblättern vor. Sie können Bärentraubenblätter als Tee zubereiten. Es gibt auch Filmtabletten und Dragees.

**Hopfen**: Hopfenzapfen wirken antibakteriell und beruhigend. Man kann Tee zubereiten oder auch ein Fertigpräparat in Kapselform in der Apotheke kaufen.

**Birnenblätter** können Sie kauen, Sie können diese trocknen und einen Tee zubereiten. Der Haupt-Wirkstoff ist wiederum Arbutin und desinfiziert den Harn. Der Wirkstoff bevorzugt auch hier wieder einen alkalischen Harn. Nicht länger als 1 Woche trinken und nicht öfter als 5 x im Jahr!

**Brunnenkresse**: Diese wirkt keimtötend durch ihre Senföle. Man kann täglich frisches Kraut verzehren, dies ist zu empfehlen, da der Vitamin C-Gehalt enorm hoch ist. Frischpflanzensaft ist im Reformhaus und in der Apotheke zu beziehen. Man kann auch das getrocknete Heilkraut mit kochendem Wasser übergießen, 5 Minuten ziehen lassen und 3–5 Tassen täglich trinken.

**Johanniskraut** ist auch sehr zu empfehlen, da es desinfizierend und zugleich beruhigend wirkt. Man kann einen Tee zubereiten, es ist auch als Kapsel in der Apotheke erhältlich.

**Kapuzinerkresse** verhindert das Wachstum von Viren und Bakterien, Pilze werden abgetötet. Als Tee wird die Kapuzinerkresse nicht eingesetzt, es gibt fertige Kombinationspräparate, wie z. B. Angocin, worin Kapuzinerkresse und Meerrettich enthalten ist. Angocin ist das Antibiotikum der Natur, seine Wirkung ist getestet. 1654 Patienten nahmen an der Studie teil. Das Präparat wirkte so gut wie ein Antibiotikum.

**Meerrettichwurzel**: Bei der Meerrettichwurzel sind es wiederum die Senföle, die wirken. Frischpflanzensaft gibt es im Reformhaus und in der Apotheke.

**Preiselbeerblätter, Preiselbeerfrüchte**: Man kann aus den Blättern einen Tee zubereiten, die Früchte essen oder einen Extrakt in der Apotheke oder im Reformhaus erwerben. Anthocyane und Proanthocyanidine sind die Wirkstoffe von der Preiselbeere und den Cranberrys, die mit ihr verwandt sind. Auch die Heidelbeere ist mit ihr verwandt. Bei beginnender Blasenentzündung hat sich der Preiselbeersaft oder auch Cranberrysaft bewährt. Bitte, nur „Muttersaft" trinken, welcher nicht verarbeitet ist (Zuckerzusatz oder ähnliches).

Zur Vorbeugung von Infekten können Sie auch 0,2 Liter Saft täglich trinken.

Und nun noch 2 goldene Ratschläge:

Einer aufkommenden Blasenentzündung können Sie folgendermaßen erfolgreich entgegenwirken (mit beiden Methoden hatte ich viel Erfolg.):

1. Lassen Sie sich von Ihrem Arzt oder Heilpraktiker 2 Ampullen notakehl D5 intravenös spritzen und 1 Ampulle notakehl D5 intramuskulär. Reiben Sie 4 Tropfen notakehl D5 über der Blasenregion ein, nach ½ Stunde ebenso 4 Tropfen Rescue Remedy. Und nehmen Sie 3 x pro Tag 5 Dragees Angocin. Am nächsten Tag lassen Sie die Injektion wieder weg. Alle anderen Anwendungen werden beibehalten. Das Antibiotikum wird überflüssig. Zur eventuellen Nachbehandlung bringen Sie abends 1 Suppositorium notakehl D3 zur Anwendung, für 8–10 Tage. Sie können an Stelle des 1. Vorschlages auch den Ratschlag Nr. 2 anwenden, vor allem dann, wenn kein Arzt oder Heilpraktiker zur Stelle ist, der zeitnah eine Injektion vornimmt:
2. Bei aufkommender Blasenentzündung nehmen Sie an 2–3 aufeinanderfolgenden Tagen jeweils je 3 x täglich 400 mg Ibuprofen, zusätzlich 3 x täglich 1 Cranberry-Kapsel à 400 mg.

# 4 Die chronische Blasenentzündung

Wichtig: Bis bei dieser Krankheit eine deutliche Besserung eingetreten ist, keinerlei Frischkost und keine Kuhmilchprodukte verzehren, das Gemüse sollte ganz kurz blanchiert werden.

Bei jeder chronischen Erkrankung sollten als Erstes die Störfelder ausgeschaltet werden, die Herdsanierung ist unumgänglich. Tote Zähne und wurzelbehandelte Zähne jeder Art müssen entfernt werden. Weitere Störfelder sind die Dysbiose, chronische Tonsillitis, chronische Sinusitis und chronische Cholecystitis.

## 4.1 Immunmodulation mit sanum-Präparaten

Die sanum-Therapie ist eine Milieu- bzw. Regulationstherapie, welche das Ziel hat, die Selbstheilungskräfte des Körpers anzuregen. Und darum geht es in der Behandlung der chronischen Blasenentzündung. Die Rezidivneigung einer akuten Blasenentzündung ist sehr groß. Auch eine Reizblase entwickelt sich oft nach der ersten Blasenentzündung. Die Patienten zeigen häufig einen großen Leidensdruck. Eine Beseitigung von Herdgeschehen ist eine conditio sine qua non.

Tote und wurzelbehandelte Zähne müssen entfernt werden, da sich dort das Bacterium Leptotrichia buccalis befindet und für ein chronisches Krankheitsgeschehen verantwortlich ist.

Ein sehr wichtiges Präparat ist Propionibacterium avidum D5, es sollte über mindestens 4 Wochen, eventuell nach einer Pause von 14 Tagen nochmals 4 Wochen lang, 3 x pro Woche, eingenommen werden. Es ist übers Ausland in der Apotheke als Kapsel erhältlich, der Handelsname ist Leptucin.

Zusätzlich empfehle ich im täglichen Wechsel abends 1 Suppositorium notakehl D3 bzw. pefrakehl D3 einzuführen, weiterhin über der Blasengegend 4 Tropfen notakehl D5 einzureiben.

Rebas D4 als Suppositorium sollte auch täglich zur Anwendung kommen. Rebas D4 dient der Abwehr und ist stark entzündungshemmend. Rebas ist ein stark wirkendes Immunstimulans, aus dem Peyer'schen Plagus im Darm gewonnen, einem der bedeutendsten Immunorgane in unserem Körper. Nach 4 Wochen sollte auch bei diesen Präparaten eine 14-tägige Pause eingelegt werden. Bei Fortbestehen oder erneutem Auftreten der Symptome sollten die oben aufgeführten Präparate erneut 4 Wochen zur Anwendung kommen.

In hartnäckigen Fällen, was nicht selten der Fall ist, müssen sanukehle eingesetzt werden. Sanukehl Präparate binden bzw. eliminieren die Erreger-Antigene und Toxine.

Die SANUKEHL-Präparate ermöglichen eine spezifische Sanierung des Terrains von Mikroorganismen bzw. der Stoffwechselprodukten. Als Ausgangspunkt für die verschiedenen Sanukehle dienen die abgetöteten Formen der entsprechenden Bakterien- bzw. Pilzarten.

Sanukehl Coli kommt bei der chronischen Zystitis fast immer in Frage. Sanukehl Coli liegt in flüssiger Form in der Verdünnung D6 und als Injektion in D7 vor. Die Anwendung geht über 8 Wochen. Auch, wenn z. B. die Nosode Bacterium coli in irgendeiner Verdünnung gegeben wird, sollte sanukehl Coli zusätzlich gegeben werden.

Sanukehl Coli enthält in einem speziellen Extrakt Polysaccharidbestandteile (Haptene) des Erregers Escherichia coli. Die Wirkung beruht auf der Absorption der Erreger-Antigene bzw. -Toxine und mildert die eventuelle Erstverschlimmerung bei der Nosodentherapie ab.

Weitere sanukehl-Präparate wären z. B. sanukehl Staph und sanukehl Prot, sanukehl Pseu und sanukehl Klebs, und sanukehl Myc, je nach Urinbefund. In über 90 % der Befunde sind die Colibakterien die Ursache für die Zystitis. Aber auch Klebsiellen, Staphylokokken, Pseudomones Proteus und Mycoplasmen sind immer wieder ursächlich an der Entzündung schuld.

Weitere Immunstimulationen sind **Utilin, Recarcin, Lathensin + Utilin-S**. All diese Arzneien steigern die Abwehr enorm. Man kann diese Präparate im wöchentlichen Wechsel einsetzen, jedes Mittel wird 1 x pro Woche gegeben, nach 4 Wochen geht es von vorne los, eventuell einige Monate lang bis zur Besserung.

**Utilin** (Wirkstoff: Bacillus subtilis) eignet sich zur Behandlung von subakuten und chronischen Erkrankungen. Dieser Bacillus wurde früher „Heubacillus“ genannt. Dieser Erreger hat antitoxische und antibakterielle Eigenschaften. Bauern hatten früher Teeaufgüsse von Heu zur Heilung der Darmkrankheiten für Rinder verwandt. Die Bauern wussten damals vom Bacillus subtilis noch nichts. Utilin, als geschütztes Warenzeichen, hilft natürlich nicht nur bei Darmerkrankungen, sondern auch bei Leber- und Gallenerkrankung und wird allgemein zur Immunstimulation mit bestem Erfolg eingesetzt.

Es liegt in Tropfenform, als Kapsel, als Suppositorium und in Ampullen vor.

**Recarcin**: Ein weiterer Bacillus-Stamm, mit dem Bacillus subtilis eng verwandt ist der Bacillus firmus, als Recarcin im Handel, auch dieser Wirkstoff dient der Infektabwehr allgemein. Arthritis, Arthrose, subakute und chronische Entzündungen sind Angriffspunkte von Recarcin, welches in Kapselform, Tropfen, Suppositorien und Ampullenform erhältlich ist. Recarcin ist ein großartiges Schleimhautmittel.

**Latensin** mit dem Wirkstoff Bacillus cereus ist ebenso mit dem oben genannten Bacillus subtilis eng verwandt und dient zur Immunmodulation. Bei langwierigen Erkrankungen, die immer wieder auftreten und nur langsam heilen oder gar nicht, ist dies das Mittel der Wahl. Bei chronischen Entzündungen tut es gute Dienste. Latensin entgiftet das Bindegewebe. Bei einer tuberkulinischen Konstitution wirkt es hervorragend.

**Utilin-S**, ein Mycobacterium, ist ebenso ein immunbiologisches Präparat der Firma sanum. Der Wirkstoff ist Mycobacterium phlei. Die Therapie geht auf die Anwendung eines Mycobacteriums zur Behandlung der Lungentuberkulose zurück. Es handelt sich um eine unschädliche Behandlung, welche auf Professor Friedmann in den 20er Jahren des letzten Jahrhunderts zurückgeht. Die zelluläre Abwehrreaktion wird stark angeregt, es erfolgt eine starke Stimulation des T-Zell-Systems. Utilin-S wird eingesetzt zur Immunstimulation, zur Behandlung von Lungenerkrankungen, Schwächezuständen mit nächtlichen Schweißausbrüchen und zur Behandlung von chronisch fieberhaften Zuständen. In der Tumortherapie hat diese Arznei ihren festen Platz.

Bevor ich das Kapitel sanum-Therapie abschließe, darf ich nicht vergessen, die Arznei **quentakehl** zu nennen. Es gibt zellwandfreie Formen (CWD cell wall deficient forms) von Bakterien und sonstigen Mikroben, welche natürlich vom Immunsystem nicht erkannt werden. Solche Formen verhalten sich wie Viren und werden mit quentakehl behandelt. Quentakehl mit dem Wirkstoff Penicillium glabrum wird ansonsten bei viralen Infekten, wie Grippe, Pharyngitis, Laryngitis, Sinusitis und Bronchitis eingesetzt. Man denke an Herpes Zoster und Varizellen. Auch bei Migräne und Morbus Menière hilft es erstaunlich gut. Man kann notakehl und quentakehl auch zusammen in einer Spritze aufziehen, jeweils 1 Ampulle in der Verdünnung D5 und intravenös oder intramuskulär spritzen. Beide Substanzen sind entzündungshemmend.

Geht die Heilung einmal nur in kleinen Schritten vorwärts, muss man dringend an eine Darmsanierung denken. Da ist das Mittel der Wahl in jedem Fall **fortakehl**, in Tabletten, Tropfen oder auch in Ampullen anwendbar. Bei fortakehl als Tropfen sollten 2 x täglich 4 Tropfen in die Nasenlöcher verteilt gegeben werden und 1 x täglich 4 Tropfen um den Nabel eingerieben werden.

Ein weiteres gut bewährtes Arzneimittel ist Microflorana, man kann dies zusätzlich geben, sowie Bacterium coli Injeel, die Nosode, als Trinkampulle. Diese Nosode wird nach Antibiotikagabe gegeben, aber auch zur Heilung der chronischen Zystitis.

Fortakehl ist das wichtigste Mittel, die Erfolge sind verblüffend. Besteht eine zusätzliche Pilzbelastung, sollte man auch mit sanum-Mitteln behandeln, zu Beginn auch wieder fortakehl D5 für etwa 10 Tage, anschließend kommen **albicansan**, **pefrakehl** und **exmykehl** zum Einsatz. Geben Sie zusätzlich auf jeden Fall Hydrastis canadensis D30 in Form von Globuli hinzu. Täglich 2 Globuli sorgen dafür, dass sich die Darmschleimhaut gut erholt.

Wenn Sie sich für eine sanum-Therapie entscheiden, dann lassen Sie sich von einem erfahrenen sanum-Therapeuten beraten. Die Firma sanum-Kehlbeck empfiehlt Ihnen unter der Telefonnummer 04251-93520 einen Arzt oder Heilpraktiker in Ihrer Umgebung. Weitere Infos über die sanum-Therapie ab Seite 86.

## 4.2 Behandlung mit Heilpflanzen

Siehe Kapitel 3: Akute Blasenentzündung, ab Seite 31.

## 4.3 Weitere Immunmodulatoren

### Einsatz von Vitamin C zur Stärkung der Immunkraft

Vitamin C hat vielfältige Funktionen im menschlichen Körper. Es hat ein breites Wirkungsspektrum. Pioniere der Vitamin-C-Behandlung waren Dr. Linus Pauling, allen bekannt, Dr. J. Issels, der Vitamin C bei Krebskranken mit Erfolg einsetzte, Dr. P. G. Seeger, welcher auch den Hinweis gab, Vitamin C bei Krebskranken einzusetzen und F. R. Klenner, der Vitamin C bei Poliokranken mit Erfolg einsetzte.

Ascorbinsäure spielt eine bedeutende Rolle bei der Reifung der Erythrozyten. Sie ist außerdem an der Resorption und Verwertung von Eisen beteiligt. Ein positiver Einfluss auf die Immunmodulation ist vielfach nachgewiesen. Vitamin C regt die körpereigenen Interferonsynthese an und nimmt Einfluss auf die Phagozytosefähigkeit der weißen Blutkörperchen. Leukozytenbedürfen zur Entfaltung ihrer

Phagozytoseaktivität der Ascorbinsäure. Diese muss in ausreichendem Maß vorhanden sein, gerade wenn es sich um einen Bakterienbefall oder auch um Krebs handelt.

Immunglobuline sind Antikörper, die bestimmte Eindringlinge, Antigene unschädlich machen. Vitamin C in hohen Dosen bewirkt eine Zunahme der Immunglobulinsynthese. Weiterhin ist Ascorbinsäure in der Lage, karzinogene und hochtoxische Stoffe zu eliminieren.

Sinkt der Vitamin-C-Gehalt im Körper, werden erhöhte Histanz-Spiegel im Körper gefunden. Man könnte die Liste noch vervollständigen, aber bei uns geht es um den Einfluss von Vitamin C bei bakteriellen Infektionen.

Irving Stone traf folgende Aussage auf Grund seiner Studie an Patienten, welche immer wieder an bakteriellen Infektionen litten und schwer krank wurden: „Es tötet die Bakterien ab oder wirkt bakteriostatisch und tötet pathogene Organismen oder verhindert deren Wachstum. Es entgiftet die bakteriellen Toxine und Gifte und macht sie unschädlich. Es lenkt die Phagozytose und hält sie aufrecht. Es ist harmlos und nicht toxisch, und es kann in großen Dosen verabreicht werden, die notwendig sind, um die oben genannten Wirkungen zu erzielen, ohne den Patienten zu gefährden." (Stone, I. (1972): The Healing Factor: Vitamin C Against Desease, Grosset and Dunlap, New York)

Folgende Dosierung soll zur Anwendung kommen:

| | **1. Woche** | **2. Woche** | **3. Woche** | **4. Woche** |
|---|---|---|---|---|
| **Montag** | 200ml Nachl | 400ml Nachl | 400ml Nachl | 400ml Nachl |
| **Mittwoch** | plus | plus | plus | plus |
| **Freitag** | 15g Vitamin C | 30g Vitamin C | 30g Vitamin C | 30g Vitamin C |

Tipp: Bei höheren Vitamin-C-Gaben (ab 15g i.v.) ist nach Harald Krebs eine Ampulle Ubichinon comp. intramuskulär nötig oder eine Kapsel reduziertes Glutathion (mind. 200 mg).

Auch zur **Nachbehandlung** von bakteriellen sowie viralen Infekten eignet sich Vitamin C als Infusionstherapie sehr gut.

Der Heilungs- und Genesungsverlauf erfolgt schneller durch die Anregung der Phagozytose und Anregung der Kollagensynthese.

| | 1. Woche | 2. Woche | 3. Woche | 4. Woche |
|---|---|---|---|---|
| **Montag** | 400ml Nachl | 400ml Nachl | ohne Nachl | 600ml Nachl |
| **Mittwoch** | plus | plus | plus | plus |
| **Freitag** | 30g Vitamin C | 30g Vitamin C | 45g Vitamin C | 45g Vitamin C |

Nach einer 4-wöchigen Pause kann die Infusionstherapie wiederholt werden.

Die verschiedenen Dosierungsvorschläge der Vitamin-C-Infusion gehen auf Harald Krebs zurück, welche ich bei einer Hospitation in seiner Praxis kennenlernte.

Bei manchen Störungen oder Erkrankungen ist die Vitamin-C-Behandlung **kontraindiziert** oder die Dosis muss niedrig gewählt werden. Bei **Diabetes mellitus** sollte die Höchstdosis 7,5g pro Infusion anfangs nicht überschritten werden. Bei guter Verträglichkeit kann man eventuell auf 15g erhöhen.

Bei Patienten, die zu **rezidivierenden Nierensteinen** neigen, sollte man auf Vitamen-C-Anwendungen verzichten oder bei **guter Verträglichkeit** 7,5g bis maximal 15g pro Infusion infundieren.

Patienten mit **Netzhautblutungen** sollten keinerlei Vitamin-C-Infusionen erhalten. Auch bei Schilddrüsenpatienten sollte man die orale Gabe bevorzugen. Wenn eine **Antikoagulationstherapie** läuft, sollte man auch auf Vitamin-C-Infusionen verzichten. Vitamin C beeinflusst die Wirkung dieser Arznei.

## 4.4 Die Eigenbluttherapie

Die Eigenbluttherapie geht auf F. Hoff zurück. Sie ist eine Reiztherapie. Der Körper beantwortet jeden Reiz. Die Gegenreaktion des Körpers fällt unterschiedlich aus, je nach dem wie stark der Reiz ist.

Eine Zunahme der Immunkörper, eine Anhebung der allgemeinen Abwehrlage erfolgt, ist die Antwort auf die Eigenblutinjektion.

Das Blut fließt in den Gefäßen, gelangt dieses außerhalb des Gefäßsystems, so treten vom Körper Abwehrreaktionen auf. Das entnommene Blut, was Antigene, Toxine und eventuell auch bestimmte Bakterien enthält, wird durch die Reizinjektion vom Körper nicht mehr als körpereigen angesehen, sondern als Fremdkörper. Die Abwehrmechanismen werden in Gang gesetzt. Eine chronische Erkrankung wird in einen akuten Zustand zurückgeführt und kann somit heilen. Die Eigenbluttherapie ist mit anderen Naturheilverfahren sehr gut vereinbar.

## Allgemeine Regeln zur Beachtung

Wenn es um die Dosierung des Eigenblutes geht, muss man sich folgenden Grundsatz stets vor Augen halten: Es geht um die Arndt-Schulz-Regel, nämlich, dass schwache Reize die Lebenstätigkeit anfachen, dass mittelstarke diese hemmen und starke Reize diese aufheben.

Ich habe das Eigenblut sowohl bei Akut-Erkrankungen als auch bei chronischen Leiden mit Erfolg eingesetzt.

Bei akuten Erkrankungen kann man täglich 1–3 ml (in seltenen Fällen 5 ml) an drei aufeinanderfolgenden Tagen injizieren; ich hatte bei fieberhaften Infekten, Cystitis, Bronchitis, Furunkeln und Abszessen gute Erfolge.

Bei chronischen Erkrankungen muss man dringend auf die Intervalle zwischen den einzelnen Behandlungen achten; das Eigenblut wird nur 2x pro Woche appliziert, 5–10 Injektionen, dann weiterhin 1x pro Woche und dann eventuell alle 14 Tage, je nach Verlauf der Erkrankung.

Es wird mit 0,5 ml Eigenblut begonnen, dann auf 1,0 ml und in der 3. Sitzung auf 1,5 ml, in der 4. Sitzung auf 2,0 ml gesteigert, dabei bleibe man dann.

Bei alten oder geschwächten Patienten beginnt man mit 0,2 ml, steigert auf 0,5 ml, in der 3. Sitzung auf 0,8 ml, in der 4. Sitzung auf 1,0 ml und in der 5. Sitzung auf 1,5 ml, dabei bleibt man dann.

Um die Reaktionsfähigkeit des Körpers nicht zu erschöpfen, sollte die Eigenblutkur einen bestimmten Zeitraum nicht überschreiten.

Man kann dem Blut bei der Behandlung der chronischen Zystitis verschiedene homöopathische Arzneien beimischen, sowohl Arzneien der Firma sanum als auch Einzelhomöopathika bzw. Organpräparate.

Die Firma sanum bietet das Präparat **Rebas D4** in Ampullenform an. Es ist ein starkes Immunstimulans, gewonnen aus den Peyer'schen Plaques, einem bedeutenden Teil des Immunsystems. Den Sitz haben die Peyer'schen Plaques im Dünndarm.

Ein weiteres Präparat der Firma sanum ist **notakehl** D5, D6 oder D7 in Ampullenform, wenn die Krankheit wieder einen akuten Schub zeigt. Notakehl wird aus dem Schimmelpilz Penicillinum chrysogenum gewonnen und wird bei bakteriellen Erkrankungen angewandt. Es ist kein Antibiotikum und deshalb treten keine Resistenzen oder andere mögliche Begleiterscheinungen wie bei einem Antibiotikum auf.

Gelegentlich muss man auch **pefrakehl** D6 zusätzlich zu notakehl in Ampullenform beimischen. Der Wirkstoff ist Candida parapsilosis, er ist geeignet für die Behandlung von bakteriellen und viralen Infekten. Pefrakehl ist der Reizverstärker von notakehl.

**Recarcin** D4 oder D6 ist ein unbedingt erwähnenswertes Präparat, was den Schleimhautaufbau betrifft, und auch nach Antibiotika-Gaben hilfreich ist. Der Wirkstoff ist Bacillus firmus und wird bei chronischen Entzündungen zur Immunmodulation eingesetzt.

Oftmals liegt eine tuberkulinische Konstitution beim Patienten vor. Da muss man auch an **Latensin** D4 oder D6 in Ampullenform denken. Der Wirkstoff ist Bacillus cereus und wird zur Immunmodulation eingesetzt.

**Quentakehl** D5/D6 ist kein Bakterienpräparat, es wird aus dem Schimmelpilz Penicillin glabrum gewonnen. Es ist entzündungshemmend und wird bei viralen Infekten eingesetzt, bzw. bei bakteriellem Befall von CWD (cell wall deficient form), Zellwand freien Formen, welche vom Immunsystem oftmals nicht erkannt werden.

Wenn ich an **homöopathische Einzelmittel** denke, dann hauptsächlich an Cantharis Injeel, Berberis vulgaris Injeel, Hydrastis Injeel, Nux vomica Injeel, Lycopodium Injeel, Pulsatilla Injeel, Belladonna Injeel, Causticum Injeel, Apis Injeel, Sulphur Injeel und einige mehr. Diese werden je nach ihrem homöopathischen AMB (Arzneimittelbild) angewandt. Die Einsatzgebiete sind in dem Kapitel **akute Blasenentzündung** beschrieben.

Als **Organpräparate** kommen **Vesica urinaria** suis Injeel, Urethra suis Injeel, Ureter suis Injeel und die Cystopyelitis Nosode in Frage.

Bisher haben wir mit unverändertem Eigenblut gearbeitet, es gibt allerdings verschiedene Methoden, das Eigenblut zu aktivieren, z. B. die Ultraviolett-Bestrahlung des Eigenblutes, die Potenzierung des EB, hauptsächlich in der Kinderpraxis angewandt, und die Eigenbluttherapie mit dem Hämoaktivator-N nach Dr. Höveler. Mit Hilfe dieses Gerätes wird das Blut aktiviert, die Ergebnisse sind oftmals verblüffend.

## 4.5 Die Ozontherapie

Die immunstimulierende Wirkung des Ozons ist enorm. Das medizinische Ozon ist keimtötend, gewebsregenierend und durchblutungsfördernd. Cysto-Pyelitiden und Vaginalmykosen stellen eine Indikation dar. Es bedarf hoher Dosen Ozon, wenn eine keimtötende Wirkung erfolgen soll. Ozon kann als Ozonwasser angeboten werden, bei rezidivierenden Cystitiden kann man Blasenspülungen vornehmen.

Ozon kann weiterhin subcutan oder intramuskulär verabreicht werden oder als „Große Eigenblutbehandlung“. Meist wird die große Eigenblutbehandlung mit hohen Ozondosen (3000-4000 µm) bei der chronischen Blasenentzündung eingesetzt. Aber auch die kleine Eigenblutbehandlung hat ihren festen Platz bei dieser Erkrankung. Sie dient als Umstimmungstherapie.

Die **HOT-Behandlung** (hämatogene Oxidationstherapie) möchte ich auch erwähnen. Diese trifft mehr die Mikrozirkulation. Ich hatte in meiner Praxis beide Möglichkeiten. Es kamen fast immer 10 Ozonsitzungen und anschließend 8 HOT-Anwendungen zum Einsatz.

Näheres über Ozon, die große Eigenblutbehandlung und HOT ab Seite 92.

Und nicht zuletzt möchte ich noch an die alten bewährten Methoden wie **Schröpfen** und das **Anlegen von Blutegeln** erinnern.

Über das Internet bekommen Sie Adressen von Naturärzten und Heilpraktikern, die sich noch mit bestem Erfolg solcher Naturheilverfahren bedienen. Adressen von Einzelmittelhomöopathen gibt es dort auch in Fülle. Wenn Sie sich für eine sanum-Therapie entscheiden, dann bekommen Sie erfahrene Therapeuten über die Telefonnummer 04251-93520 genannt.

Ozon-Therapeuten kann Ihnen die Firma Kastner in Rastatt nennen (Telefonnummer 07222-53005).

Adressen für Eigenblutbehandlungen finden Sie wiederum im Internet.

## 4.6 Behandlung mit homöopathischen Einzelmitteln

**Acidum benzoicum** – Benzolsäure – Zystitis, Enuresis, scheußlicher Geruch.

**Acidum nitricum** – Salpetersäure – brennt beim Wasserlassen, Feigwarzen, Urin riecht stark, wie Pferdeurin, spärlicher Urin.

**Apis mellifica** – Honigbiene – häufiges Wasserlassen, Inkontinenz, Brennen und Schmerz am Ende des Wasserlassens.

**Argentum nitricum** – Höllenstein – unkontrollierbarer Harndrang, Urin spärlich und blutig, Brennen und Schmerzen beim Wasserlassen.

**Arsenicum album** – Weißarsenik – der Urin brennt, ist spärlich, der Harn ist stark eiweißhaltig.

**Barium carbonicum** – Bariumkarbonat – stetiger Harndrang, Brennen.

**Berberis vulgaris** – Berberitze – der Urin brennt, häufiges Wasserlassen, Schmerzen im Blasengebiet und in der Niere sind kennzeichnend.

**Cannabis sativa** – Hanf – heftiges Brennen beim Wasserlassen, Stiche in der Harnröhre und eitriger Urin sind kennzeichnend.

**Cantharis** – Spanische Fliege – die Symptome sind unerträglicher Drang, Krämpfe, Brennen, schneidende Schmerzen vor und nach dem Urinabgang, stetiger dauernder Harndrang.

**Causticum** – Ätzstoff – schmerzhafter Drang, Stiche in der Harnröhre und Brennen beim Wasserlassen sind die Hauptsymptome.

**Dulcamara** – Bittersüß – bei Abkühlung, Harndrang, schmerzhafter Miktion.

**Erigeron** – kanadisches Berufskraut – Blutungen, schmerzhafter Urinabgang.

**Eupatorium purpureum** – roter Wasserhanf – hilft meist hervorragend, wenn eine Unterkühlung bzw. eine Temperaturschwankung die Ursache ist.

**Hydrastis canadensis** – kanadischer Gelbwurz – schleimige, dicke, gelbe Absonderung, Urin riecht stark.

**Ignatia** – Ignatiusbohne – Urin reichlich, wässrig, Folge von Kummer.

**Lycopodium** – Sporen von Bärlapp – rotes Sediment, vor dem Wasserlassen Rückenschmerz, Polyurie nachts oder auch Harnverhalt.

**Medorrhinum** – Gonokokken-Nosode – schmerzhaftes Wasserlassen, Nierenkolik, Urin fließt langsam aus Blase, anhaltend.

**Mercurius corrosivus** – Quecksilberchlorid – spärlicher Urin, welcher brennt. Blutiger Urin, stechender Schmerz, Krämpfe in der Blase. Urethra brennt stark. Dies sind die Themen von Mercurius corrosivus.

**Natrium muriaticum** – Natrium chlorid – direkt nach dem Wasserlassen Schmerzen, vermehrtes Wasserlassen, kann in Gegenwart anderer kein Wasser lassen oder es dauert sehr lang, oft Folge von Kummer, Ärger oder anderen psychischen Krankheitsursachen.

**Nux vomica** – Brechnußbaum – Reizblase, häufiges Wasserlassen, Hämaturie, Nierenkolik.

**Pulsatilla** – Küchenschelle – vermehrter Drang, vor allem beim Hinlegen, Brennen beim und nach dem Wasserlassen, unwillkürlicher Abgang nachts und bei Husten.

**Sarsaparilla** – Liliengewächs – Urin ist sandig-blutig, am Ende des Wasserlassens starker Schmerz, Nierenkolik.

**Sepia** – Tintenfisch – roter Satz im Urin, langsamer Harnfluss und spärlicher Urin sind die Themen von Sepia.

**Stramonium** – Stechapfel – Urin = wasserklar, nachts vermehrt, Urintröpfeln, Blase oft leer.

**Sulphur** – Schwefel – häufiges Wasserlassen, besonders nachts, Brennen, plötzlicher Harndrang und Enuresis sind kennzeichnend.

**Thuja** – Lebensbaum – Entzündung, häufiges Wasserlassen, unkontrollierter Harndrang.

Bei rezidivierenden Infekten muß die miasmatische Behandlung eingeleitet werden, oftmals kommt die Nosode Tuberculinum zum Einsatz. Ich denke an Tuberculinum Koch Nos. D200–D1000, Tuberculinum Spengler C200– C1000, Tuberculinum bovinum C200–C1000, Tuberculinum avis Nos. D200– D1000, Tuberculinum Rest Nos. D200–D1000, Tuberculinum Marm. C200–C1000 oder Tuberculinum Koch Nos. C200–C1000. Ein guter Homöopath findet die richtige Nosode. Es sind feine Unterschiede bei der Auswahl der einzelnen Nosoden zu beachten.

## 4.7 Die miasmatische Behandlung – Die Lehre der Beziehung von Krankheiten untereinander

Hahnemann beobachtete, dass Beschwerden, Symptome und Krankheiten trotz gut gewähltem Konstitutionsmittel immer wieder kamen, manchmal nach Monaten oder Jahren. Er benötigte viele Jahre, nach jeweils gründlich erhobener Familienanamnese, um sich seiner Erkenntnis sicher zu sein, dass jeder von uns eine tiefe krankmachende Schwäche in sich trägt und zwar seit Geburt, welche anfällig macht gegen bestimmte Krankheiten. Diese Schwäche nannte er Miasma, deren Wurzel bei den Vorfahren zu suchen ist. Sie hatten auch schon dieses Miasma, nur die Symptome – die Krankheiten waren oftmals andere, sie stehen aber in Beziehung untereinander. Die **Lehre der Beziehung von Krankheiten untereinander** ist enorm wichtig und geht auf Hahnemann zurück.

Hahnemann stieß auf 3 Miasmen während seiner 12-jährigen Forschung. Das erste Miasma ist die **Psora** oder das psorische Miasma; das zweite die **Sykosis** bzw. das sykotische Miasma, und das dritte das syphilitische Miasma, die **Syphilis**.

Das **psorische Miasma**, die Psora, ist die Ursache **aller** Krankheiten überhaupt, egal um welche Ausdrucksform es sich akut handelt. Unter der Psora – „dem tausendköpfigen Ungeheuer" – leiden wir alle, mehr oder weniger.

Fast alle Menschen sind auch durch andere Miasmen belastet, so ist zusätzlich entweder die **Sykosis** Ursache weiterer Erkrankungen, oder auch das **syphilitische Miasma**, manchmal auch beide oder auch das **tuberkulinische Miasma**.

Als viertes Miasma kam später, nicht mehr zu Hahnemanns Zeiten, das **tuberkulinische Miasma** hinzu. Es ist eine Verschmelzung vom psorischen und syphilitischen Miasma, deswegen geht es indirekt doch auf Hahnemann zurück. Auch davon sind manche Menschen infiziert.

Nun zu den einzelnen Miasmen:

## Psora

Psora heißt übersetzt Juckreiz, wir sind **alle** von der Psora, der Krätze, infiziert. Symptome, welche die Psora hervorbringt, sind auf psychischem Gebiet eine große Unruhe, Hyperaktivität, Depressionen, Reizbarkeit, Konzentrationsmangel und eine Neigung zu Epilepsie. Körperliche Symptome sind Erkrankungen der Haut wie Ekzeme und Akne, bei Kindern finden sich oft Läuse, die Darmschleimhaut ist mit Würmern besiedelt, starker Juckreiz herrscht vor. Allergien runden das Bild ab, wie z. B. auf Salben, Kosmetika, Tierhaare etc.

Psorische Patienten leiden häufig an Durchfall, Schweißausbrüchen, Migräne und hohem Fieber. Sie sind nervenschwach, wetterfühlig und haben Schlafstörungen, weil sie nicht abschalten können. Ich habe bei psorischen Menschen immer wieder einen Verarmungswahn bei genauer Anamnese finden können. Es sind Geschäftsleute, welche vom Ruin erzählen und in Wirklichkeit sehr vermögend sind. Man muss in diesen Fällen oftmals die Angehörigen fragen, um ein genaues Bild zu bekommen.

Psorisch infizierte Menschen häufen gerne Besitz an, sie sind oft Sammler und können sich schwer von materiellen Gütern trennen. Zugluft, Durchzug, Föhn und Wetterwechsel sind häufige Themen. Kreislaufstörungen, verbunden mit kalten Händen und Füßen, rote Augen, Schnupfen, entzündete Schleimhäute aller Körperöffnungen, Bettnässen und Zähneknirschen sind häufig vorkommende Symptome bzw. Krankheiten. Die Körperhaltung ist oft schlecht, die Schultern hängen, diese Menschen lehnen sich immer irgendwo an. Prä- und postmenstruelle Beschwerden kommen häufig vor.

Psorische Menschen sind empfindsam und empfindlich. Sie sind gereizt und reizbar, störbar und schnell beleidigt. Sie sind als Schüler gut und in ihrem Beruf auch tüchtig. Die Nervosität auf der Haut erscheint als Juckreiz, manchmal sucht sie sich ein anderes Ventil: der Patient ist schreckhaft oder regt sich auf und bekommt Durchfall oder Herzrhythmusstörungen.

Ganz wichtig ist, dass durch den Hautausschlag (die Pickel, die wir Akne nennen, oder das Ekzem bzw. die Allergie) die Giftstoffe ausgeschieden werden. Die Haut ist ein großes Ausscheidungsorgan, das Schwitzen ist sehr wichtig. Alle Ausscheidungsformen sind gut, müssen gepflegt und dürfen nicht unterdrückt würden. Es dürfen auf keinen Fall Salben mit Kortison eingerieben werden, dann bekommt ein psorischer Patient Gelenkprobleme oder Heuschnupfen bzw. Asthma bronchiale. Die Symptome wandern zu einer tieferen Ebene hin. Der Patient wird wirklich krank.

Die Hautausschläge sind nicht wirklich eine Krankheit, sondern der Versuch des Körpers, sich zu reinigen. Der Körper hat noch genug Kraft, den Müll nach außen zu transportieren. Eine Unterdrückung wäre furchtbar. Im Gegenteil: Wenn ein Patient mit psorischen Erkrankungen kommt, z. B. Asthma bronchiale, Epilepsie, Osteoporose usw., dann versuchen wir Homöopathen die Krankheit über die Haut oder ein anderes Ausscheidungsorgan auszuleiten. Wir stärken die Lebenskraft des Patienten, und oftmals erscheint ein Ausschlag. Die Krankheit, weswegen der Patient kam, beruhigt sich, der Ausschlag wird später auch homöopathisch geheilt. Die Heilung geht von innen nach außen. Auch der Durchfall beim psorischen Patienten ist heilsam.

Ich kann mich an einen Lehrer erinnern, der gleichzeitig Leiter einer einklassigen Volksschule war; dieser Patient hatte jeden Morgen, bevor er zur Schule fuhr, 3–5x Durchfall. Die Ehefrau sagte stets: dies sind seine Nerven. Solch einen Durchfall darf man auf keinen Fall stoppen, das wäre das Schlimmste, was man einem psorischen Patienten antun kann. Die Nervosität nach innen schieben bedeutet innere Unruhe, verbunden mit den oben genannten psorischen Krankheiten. Auch hatte dieser Lehrer während der Schulzeit stets Ekzeme an den Händen. Er meinte, er reagiere auf die damals noch benutzte Kreide allergisch. Die Kreide war nicht schuld am Ausschlag, sondern seine psorische Veranlagung, die Bereitschaft zu Allergien und seine innere Unruhe, die für einen starken Juckreiz sorgte. Der Hautausschlag an der Innenseite der Hände verschwand immer in den Ferien, deshalb gab er der Kreide die Schuld, aber er machte sich stets schon in der letzten Ferienwoche bemerkbar, da gab es noch keine Kreide, sondern innere Spannung, was ihn wohl nach den Ferien wieder erwarte. Während der Ferien kam dieser Patient oft mit Fließschnupfen in die Praxis, „er hätte sich einen Zug geholt", meinte er. Auch diesen Schnupfen darf man nicht unterdrücken und schnell stoppen, keine Ausscheidung darf gestoppt werden, sie ist eine Reinigung.

Wenn der Körper genügend Lebenskraft hat, entledigt er sich seiner Gifte durch verschiedene Ausscheidungsformen. Wenn man diese stoppt, wird er auf der tieferen Ebene krank.

Psorische Menschen sind liebenswerte Menschen, vor ihnen braucht man keinerlei Angst zu haben wie manchmal vor den syphilitischen.

In den Wechseljahren leiden psorische Menschen unter vermehrten Schweißausbrüchen, welche auf keinen Fall unterdrückt werden dürfen, sondern mit dem entsprechenden Konstitutionsmittel und der entsprechenden Nosode behandelt werden sollen. Diese verschwinden dann mit der Zeit ganz. Auch sollen diese Hitzewallungen nicht schnell naturheilkundlich beseitigt werden, denn man kann auch naturheilkundlich ein Symptom unterdrücken und sogar homöopathisch, z. B. mit Komplexmitteln (Traumeel, Cantharis Ptk., Meditonsin, Sticta Ptk.). Jede Unterdrückung schiebt die Symptome nach innen, nicht selten bildet sich ein Tumor. Schweißausbrüche, Hitzewallungen und Hautausschläge sind oft nur Symptome, eine Geschwulst oftmals eine böse Krankheit.

Die Psora ist oft an der Erzeugung von Krankheiten im Harntrakt beteiligt. Das Wasserlassen schmerzt und brennt bei psorischen Patienten nicht sehr, oftmals handelt es sich um einen Harnverhalt, wenn sie kalt werden und frieren. Beim psorischen Patienten geht der Urin unwillkürlich ab, vor allem beim Niesen, Husten und Lachen. Wenn der Urin sauer ist, berichten solche Patienten über Beschwerden beim Wasserlassen. Abgang von Blut findet sich oftmals bei psorischen Patienten, aber auch bei den anderen Miasmen.

Bei diesem Miasma sollte unbedingt die Nosode Psorinum eingesetzt werden, z. B. in der Verdünnung D200 einige Male im Abstand von 4 Wochen oder auch als D1000, je nach Anamnese. In der Verdünnung D1000 wird die Nosode nur 1–2x/Jahr verabreicht.

Mittel, die zum psorischen Miasma gehören, sind: Calcium carbonicum, Cimicifuga, Ignatia, Nux vomica, Sulphur, Kalium carbonicum und Aconitum napellus. Diese und viele mehr wirken auf den Harntrakt.

## Das sykotische Miasma – die Sykosis

Eine unterdrückte Tripperinfektion macht den Patienten für ganz bestimmte Krankheiten anfällig. Die Tripperinfektion kann bei ihm selbst oder bei seinen Vorfahren vorgekommen sein.

Beginnen wir bei den Kindern:

Kinder, die auf die Welt kommen, leiden oftmals unter der Diagnose Ophtalmia neonatorum. Gelbgrüner Eiter läuft aus deren Augenwinkel. Hasenscharte, Nierenreflux, Turnersyndrom und Mongolismus sind Themen vom sykotischen Miasma. Solche Kinder haben oftmals 1 Organ zu viel gegenüber den syphilitischen Neugeborenen, die dann nur 1 Niere haben, während die sykotischen Kinder 3 Nieren mit auf die Welt bringen oder 6 Zehen an den Füßen.

Leistenhernie, Nabelbruch und Hydrozele sind weitere Merkmale. Der plötzliche Herztod bei Säuglingen hat seine Wurzeln im sykotischen Miasma. Auch angeborene Herzfehler sind nicht selten. Wenn die Kinder dann aufwachsen, leiden sie manchmal an rezidivierenden Nephritiden.

Die Haut ist ein weiteres Thema, diese bringt folgende Symptome hervor: Hämangiome, Muttermale, Warzen, Dornwarzen, später Psoriasis und trockene Ekzeme. Beim sykotischen Miasma juckt nichts, bei der Psora ist immer ein recht starker Juckreiz vorhanden. Pigmentflecken und Vitiligo kommen bei der Sykosis vor. All diese Hautsymptome sollen niemals unterdrückt werden, weder mit Tinkturen oder Salben behandelt noch entfernt werden. Hautausschläge sind immer eine Möglichkeit der Reinigung. Die Lebenskraft des Menschen ist noch stark genug, um die Giftstoffe auszuleiten. Jeder Hautausschlag ist eine große Erleichterung für den Gesamtorganismus. Seien Sie dankbar um jede Hautunreinheit. Wenn Sie dem Körper dieses Ventil nehmen, wird er mit Sicherheit auf der tieferen Ebene krank, dort wo seine Schwachstellen sind.

Wenn Sie dem psorischen Patienten die Warzen entfernen oder diese auch mit Chelidonium Urtinktur oder Thuja Urtinktur behandeln, oder mit Thuja D6, ohne dass dies auf die Konstitution passt, dann wird dieser z. B. Gelenkprobleme bekommen, der sykotische Patient Depressionen, Arthrose, Osteoporose, Herzprobleme oder Krebs. Dies ist keine schöne Alternative. Wir Homöopathen müssen dann die Hautsymptome wieder ans Tageslicht holen, um den Patienten so gut wie es geht zu heilen. Symptome wegoperieren, dies ist keine Heilung.

Pilze auf Haut und Nägeln kommen bei der Sykosis vor. Immer wieder klagen die Patientinnen über Scheidenpilze oder allgemein über Vaginitis. Dies sind alles miasmatische Erleichterungen, für die man sehr, sehr dankbar sein muss. Mit einer homöopathischen konstitutionellen Behandlung verschwinden dann im Laufe der Behandlung auch die oberflächlichen Symptome, welche eigentlich gar keine Krankheit sind. Die Heilung geht von innen nach außen und nicht umgekehrt. Nehmen Sie dem Körper seine Symptome nicht, niemals! Die Folgen machen sich oftmals erst nach Jahren bemerkbar und diese sind fatal.

Wenn Sie an Krampfadern leiden, lassen Sie diese niemals operieren. Es gibt andere Möglichkeiten. Der Patient wird danach, manchmal erst nach Monaten oder Jahren, depressiv und hat Selbstmordgedanken, oder eine andere tiefliegende miasmatische Erkrankung taucht auf, beim sykotischen Miasma z. B. Asthma bronchiale, Polyarthritis, Herzrhythmusstörungen, Koronarsklerose oder Krebs.

Weitere sykotische Merkmale sind: Hallux valgus, ständig verstopfte Nase, – von Geburt an – Nierensteine, Gallensteine, Bronchitis, Nasenpolypen, grüngelbe Eiterungen, Tonsillitis, Lymphdrüsenschwellungen, Neigung zu rezidivierenden Erkältungen, gelbgrüner Ausfluss, erhöhte Cholesterinwerte, erhöhte Harnsäurewerte, Arthrose, Polyarthritis, Krebs, Prostataerkrankungen, Süchte und Zwangsneurosen. Ich bitte Sie auch hier wieder: Operieren Sie den Hallux valgus nicht. Stoppen Sie den gelbgrünen Ausfluss nicht mit Vaginal-Supp. und nehmen Sie keinerlei cholesterinsenkende Medikamente. Durchblutungsstörungen am Herzen und Krebs sind wahrlich schlimmer. Statt Symptome zu unterdrücken, unterziehen Sie sich einer homöopathischen konstitutionellen Behandlung, welche die miasmatische Glut abschwächt, d. h. teilweise zum Erlöschen bringt.

Der sykotische Patient hat oft eine Glatze, die Haut ist meist fettig, die vielen Hautunreinheiten wie Warzen, Dornwarzen, Muttermale und Hämangione fallen bei der Erstuntersuchung auf. Diese Menschen sind oftmals extrovertiert, trinken gerne Alkohol, vor allem Wein. Sie neigen zu Übertreibung. Sie arbeiten sehr viel, nachts geht es ihnen besser als am Tag. Sie fallen manchmal als Nachtschwärmer auf, ziehen betrunken durch die Straßen. Solch ein Patient nannte sich selbst „Fürst der Nacht".

Sykotische Patienten haben gerne von allem zu viel oder auch mal zu wenig. Sie leiden an Anämie, gut- und bösartigen Tumoren, eine Struma findet man häufig. Stau, Verstopfung und Enge sind wichtige Themen, z. B. eine verstopfte Nase, Polypen in der Nase von klein auf, Asthma, Bronchitis, Eileiterentzündungen und verstopfte Herzkranzgefäße. Und wiederum eine Mahnung: Operieren Sie die Nasenpolypen nicht, diese Operation zieht chronische Bronchitis und Asthma nach sich. Polypen sind nur Ausdrucksformen des sykotischen Miasmas, welche sich an der Oberfläche abreagieren, die sykotische Glut macht ihre Stenose im Inneren, wenn die äußerlichen Ausdrucksformen entfernt werden. Auch die geschwollenen Mandeln sollten nicht unnötig operiert werden, es soll eine homöopathische Konstitutionsbehandlung erfolgen, welche das Miasma schichtweise abträgt.

Mehrere Fehlgeburten, Lupus erythematodes, Hepatitis-B, schwere Anämien, Prostataleiden, Blasensenkung, Kinderlosigkeit, Fisteln, Eierstockerkrankungen, Zysten und Verstopfung, wobei der Stuhl heraustritt und wieder zurück schlüpft, dies sind Themen des sykotischen Miasmas. Das Kurzzeitgedächtnis ist schlecht, die Alzheimer Krankheit kommt vor, bei Kindern oft Impfschäden, hauptsächlich nach Keuchhustenimpfung. Sykotische Menschen sind oft korpulent und leiden an Zellulitis und Narbenkeloiden. Auch Krebs ist ein Thema des sykotischen Miasmas. **Es handelt sich stets um langsam wachsende Krebse.**

Im gesamten Harntrakt finden wir Symptome des sykotischen Miasmas. Das sykotische Element führt zu krampfartigen Schmerzen, welche sich auf die Harnröhre und Blase erstrecken, Blut findet sich im Urin. Der Urin geht nachts spontan ab. Der Urin fließt langsam, Nierenkoliken sind ein Thema beim sykotischen Miasma.

Die Nosode Medorrhinum sollte Einsatz finden und folgende Arzneien, welche Zugehörigkeit zum sykotischen Miasma haben, wie z. B. Berberis, Colocynthus, Sepia, Sulphur und Kalium bichromicum.

So wird die miasmatische Glut teilweise erstickt und das Miasma Schicht für Schicht abgetragen. Ganz ausrotten kann man es nicht. Die Nosode sollte in der Potenz D1000 bzw. D200 verabreicht werden, je nach Konstitution, frühestens nach 6 Monaten erfolgt eine Wiederholung der Arznei Medorrhinum D1000, D200 kann man nach 6 Wochen erneut geben.

Nach einer konstitutionellen Behandlung können solche Patienten dann Kinder zeugen.

## Das syphilitische Miasma – die Syphilis

Menschen, bei denen in ihrer eigenen Anamnese oder bei deren Vorfahren eine Syphilis unterdrückt wurde, sind von diesem Miasma belastet. Solche Patienten tragen sehr schwer an ihrem Erbe. Sie sind unordentlich, ungeordnet im Wesen, chaotisch, äußerst aggressiv, brutal, gefährlich, insgesamt zerstörerisch und oft kriminell.

Als Kinder kommen sie häufig mit Fehlbildungen auf die Welt: 1 Finger fehlt, 1 Auge zu wenig, ein Loch im Herzen, Spina bifida, von Geburt an taub oder blind, dies sind die Themen vom syphilitischen Miasma. Später neigen diese Kinder zu Rachitis, sie haben lange Zeit gar keine Haare und später nur einen spärlichen Haarwuchs. Die Kinder haben von klein auf Runzeln im Gesicht, der ganze Körper ist manchmal behaart, die Organe entwickeln sich oftmals nicht gut, der Uterus bleibt z. B. sehr klein. Die Kinder sind oftmals lernschwach, Mathematik ist stets das schwächste Fach. Im Schlaf werfen diese Kinder den Kopf hin und her. Sie können nicht geordnet spielen und sind sehr introvertiert, impulsiv und aggressiv. Das Gedächtnis ist sowohl bei den Kindern als auch bei den Erwachsenen schlecht.

Syphilitische Patienten leiden im Erwachsenenalter oft an einer Sucht und nicht selten an mehreren Süchten. Sie sind bösartig, aggressiv und oftmals kriminell. Ihre Brutalität lässt sie schlagen, morden, und sie zeigen keine Reue. Sie sagen, sie würden es jederzeit wieder tun. Sie sind bei der Polizei bestens bekannt, sie sind Wiederholungstäter. Der Intellekt ist nicht sehr ausgebildet, das Gedächtnis schlecht, Probleme in Haus und Hof, technische Probleme müssen die anderen Familienmitglieder lösen.

Solche Patienten sind meist Eigenbrötler und leben für ihre Sucht oder ihre Süchte. Alkohol, Drogen, Chaos und sozialer Ruin sind Themen vom syphilitischen Miasma. Wenn körperliche Krankheiten ausbrechen, dann erscheinen diese ganz plötzlich, aus heiterem Himmel, und verlaufen oft tödlich. Dieses Miasma ist destruktiv. Krebs, Leukämien – besonders akute –, MS, Osteoporose, Morbus Alzheimer, plötzliche Erblindung auf Grund einer Netzhautdegeneration und plötzlicher Magendurchbruch auf Grund eines aggressiven Ulcus ventuculi sind Erkrankungen des syphilitischen Miasmas. All die oben genannten Krankheiten verlaufen aggressiv und destruktiv, die Organe gehen schnell kaputt. Nach Sonnenuntergang, nachts, sind die Symptome und Schmerzen am schlimmsten. Patienten, die heute noch normale Kreatinin Werte haben, sind innerhalb von 3 Monaten an der Dialyse. Die Krankheiten beim sykotischen Miasma schreiten dagegen langsam vorwärts.

Ein weiteres Thema sind unstillbare Blutungen wie Nasenbluten, klimakterische Blutungen und blutende Geschwüre. Patienten mit Belastung durch unterdrückte Syphilis bekommen AIDS, immer wieder Herpes und Warzen, welche behaart sind. Der Kopf dieser Patienten ist oft auffällig groß, auch die Ohren, die Nase dagegen flach, man spricht von einer Sattelnase.

Junge Menschen sehen oftmals schon aus wie Greise. Sie haben eine graue Gesichtsfarbe und schwarze Zähne. Sie sind früh senil, der häufig vorkommende Alzheimer schreitet schnell voran, die Lebenserwartung ist oft nicht sehr hoch. Und nochmals ein allgemeiner Warnhinweis: Nehmen Sie dem Patienten die äußerlichen Symptome, wie z. B. seine Warzen, seine Blutungen, seine Herpesneigung, nicht unnötig weg, damit dieser Patient auf der tieferen Ebene nicht noch kränker wird. Krank sein auf der tieferen Ebene bedeutet beim syphilitischen Miasma **akute** Leukämie, **schnell fortschreitender Krebs**, plötzliche Erblindung etc.

Auch Symptome im Harntrakt finden sich bei diesem Miasma. Der Urin fühlt sich heiß an, wie verbrüht. An der Urethra juckt es, der Urin fließt langsam, der Urin ist spärlich. Der Samenstrang ist entzündet und verhärtet. Akute Nierenentzündung kommt bei Kindern ganz plötzlich mit heftigsten Schmerzen vor.

Alle Symptome finden nachts ihren Höhepunkt, von Sonnenuntergang bis Sonnenaufgang, umgekehrt wie beim sykotischen Miasma.

Die Nosode Syphilinum findet hier ihren Einsatz, die Potenz richtet sich nach der Konstitution und Krankheit des Patienten. Arzneien, welche zum syphilitischen Miasma gehören, sind: Kalium jodatum, Mercurius, Aurum, Acidum nitricum, Cinnabaris, Lachesis und Mezereum. Diese Arzneien und einige mehr sind zur Behandlung der Symptome im Harntrakt geeignet.

### Das tuberkulinische Miasma oder Pseudo-Psora

Dies ist kein Miasma, welches von Hahnemann entdeckt wurde, allerdings setzt es sich aus dem psorischen und dem syphilitischen Miasma zusammen. Insofern geht es doch auf Hahnemann zurück.

Tuberkulinische Menschen erkennt man oft schon an ihrem Äußeren. Sie sind meist groß, ihre Haltung ist vornüber geneigt, die Schultern hängen. Sie sind sehr dünn und haben häufig ganz feines seidiges Haar. Manchmal fällt auch ihre Heiserkeit und ihr Räusperzwang auf. Tuberkulinische Kinder neigen zu Rachitis, eine Trichterbrust fällt auf. Nach Impfungen kommen gerne geistige Behinderungen vor, hauptsächlich nach der Pertussis-Impfung.

Die Kinder fallen auf, weil sie gerne Sand, Papier und Steine essen wollen, auch für Salz und Milch haben sie eine Vorliebe. Bei Vollmond sind sie unausstehlich. Die Kinder tanzen und pfeifen gerne, sie sind meist auch intelligent. Otitis medie ist eine häufig vorkommende Krankheit. Kurzsichtigkeit ist ein weiteres Thema. Jugendliche in der Pubertät tragen oft schon eine auffallend dicke Brille und die Sehschwäche nimmt immer weiter zu.

Im Erwachsenenalter fällt die Unruhe und Nervosität auf. Zugbegleiter ist ein prima Beruf für solche Menschen, das Hin- und Her dämpft ihre Unruhe etwas. Sie fahren sehr gerne weit weg, ihr vegetatives Nervensystem lässt diese Menschen sehr empfindlich gegen Witterungseinflüsse sein, die Angst vor Gewitter ist groß. Diese Menschen sind oftmals sehr liebenswürdig, sie sind sehr gewinnend, ziehen andere in ihren Bann. Dies ist die eine Seite.

Aber da nicht nur die Psora ihr Feuer entfacht, sondern auch das syphilitische Miasma wütet, können diese Menschen auch böse, destruktiv und brutal sein, sind dabei aber klug. Es macht ihnen nichts aus, mit den Familienmitgliedern in Streit zu leben. Müdigkeit ist bei ihnen vorrangig, aber die Unstetigkeit, die Rastlosigkeit, ist noch größer. Ruhepausen gibt es nicht allzu viele. Das Hin und Her geht immer weiter. Diese Ruhelosigkeit äußert sich auf der Haut oft als Juckreiz. Dies erinnert wieder ans psorische Miasma. Zwanghaftigkeit kommt vor, Empfindlichkeit gegenüber vielen Strahlen, Erdstrahlen und auch Strahlen aller Geräte wie Mikrowelle, Fernseher, Uhren, Handys usw. Kälte vertragen sie nicht gut.

Junge Mädchen bekommen schon im Alter von 9–11 Jahren ihre Menses, oft jedes Mal mit starken Schmerzen verbunden. Kinder und Erwachsene haben einen sehr guten Appetit, sind aber trotzdem schlank.

Unzufriedenheit ist noch ein Thema, und eine Vorliebe für Wein ist auffallend, es gibt aber keine Sucht wie beim sykotischen oder syphilitischen Miasma. Es sind tüchtige, intelligente Menschen, auch gute Geschäftsleute.

Auch Krebs, vorzugsweise Prostatakrebs ist ein Thema dieses Miasmas.

Bei diesen Patienten wechseln sich Ekzeme und Atemwegserkrankungen oft ab, je nach Immunlage. Diese Patienten klagen häufig über Blutungen, Nasenbluten fällt auch schon bei Kindern auf. Rote

Wangen werden häufig beobachtet. Über Wachstumsschmerzen in den Knochen wird immer wieder geklagt.

Symptome im Harntrakt finden sich beim tuberkulinischen Miasma sehr häufig. Harnverhalt ist ein Thema, meist nach Unterkühlung. Der Harn ist blass und wässrig. Hämaturie kommt sehr oft vor. Eine idiopathische Hydrozele in der Blase ist ein sicheres tuberkulinisches Zeichen. Viele Nierenbeschwerden sind pseudo-psorisch. Nächtliche unwillkürliche Samenverluste gehören auch zu diesem Miasma.

Und zum Schluss wieder eine Bitte: **Unterdrücken** Sie auch bei diesem Miasma **keine äußeren Symptome**, die miasmatische Glut wird umso stärker und das Feuer nur noch wilder. Ein Tausch von Hautsymptomen oder Allergien gegen Asthma oder Krebs, das wäre keine gute Wahl. Setzen Sie zusätzlich zum homöopathischen Typenmittel die Nosode Tuberculinum Koch, Tuberculinum bovinum, Tuberculinum avis, Tuberculinum Burnett, Tuberculinum Residuum, Tuberculinum Marmorec oder Tuberculinum Denys ein, je nach AMB. Feine Unterschiede finden sich. Ein guter Homöopath findet die richtige Nosode.

Homöopathische Arzneien, die Bezug zum Harntrakt haben und Zugehörigkeit zum tuberkulinischen Miasma sind: Aconitum napellus, Calcium carbonicum, Hyoscyamus niger, Pulsatilla, Silicea, Apis mellifica, Arsenicum album, Arsenicum jodatum, Belladonna, Graphites, Mezereum, Barium carbonicum und viele mehr.

## Zusammenfassung:

Wir haben gesehen, dass die Krankheiten in einem inneren Zusammenhang stehen. Es ist das Anliegen dieses Buches, begreiflich zu machen, dass keinerlei äußere Symptome, welche oftmals noch keine Krankheiten sind, unterdrückt werden dürfen. Ich denke da an die Hauteffloreszenzen, sogenannten Hautunreinheiten, wie Warzen, Dornwarzen, Hämangione, Entzündungen der Haut, Ulzera der Beine und z. B. Furunkel. Die erstgenannten dürfen nicht exstirpiert oder mit Tinkturen zum Verschwinden gebracht werden, weder durch schulmedizinische noch mit naturheilkundlichen Mitteln oder mit sogenannter Komplexhomöopathie. Die Pickel und Entzündungen dürfen nicht mit Kortisonsalbe oder Antibiotika behandelt werden. Und andere Entlastungsversuche des Körpers wie Durchfall, Schwitzen, Blutungen, wie z. B. Nasenbluten, Hämorrhoidalbluten, starke Periodenblutungen oder auch Myomblutungen dürfen nicht **unnötig** gestoppt werden. Der Körper entledigt sich seiner Giftstoffe, indem er diese auf die Oberfläche transportiert oder gänzlich ausscheidet. Operieren Sie die Hämorrhoiden, weil sie gelegentlich jucken, brennen oder bluten, **keinesfalls** weg. Lebenslänglich erhöhte Leberwerte sind oftmals die Folge. Und, wenn man ein Ulcus cruris zu schnell schulmedizinisch zum Abheilen bringt, folgt nicht selten nach Monaten ein Schlaganfall oder eine Depression, welch eine Wahl! Operieren Sie die Varizen niemals, auch einen Hallux valgus nicht oder Hammerzehen. Das initiale Erbrechen und der Hautausschlag bei Kinderkrankheiten wie Masern, Scharlach etc. ist auch eine Ausscheidungsform.

Unterdrücken Sie den Hautausschlag bei Herpes Zoster (Gürtelrose) nicht, es bleiben oftmals jahrelang oder manchmal lebenslänglich Nervenschmerzen im Gebiet, wo der Ausschlag wütete. Die Glut des miasmatischen Feuers darf nicht geschürt sondern muss abgeschwächt werden, ganz ersticken können wir diese nie. Weiterhin denke ich an Fluor albus, Fußpilz, Fußschweiß und Migräne, es sind dies alles miasmatische Ausdrucksformen, welche homöopathisch behandelt werden sollten.

# 5 Die Reizblase

Die Reizblase ist eine Sonderform der Blasenentzündung. Diese muss von der bakteriell verursachten Zystitis abgegrenzt werden. Meist sind Frauen betroffen, es handelt sich hierbei um einen chronischen Reizzustand des Harntraktes. Erreger können nicht nachgewiesen werden. Man spricht auch von einer überaktiven oder neurogenen Blase.

Die Beschwerden, wie bei einer bakteriellen Entzündung, beruhen auf einer psychovegetativen Störung. Verursacher der Reizblase sind ferner auch häufige Blasenentzündungen oder Nierenbeckenentzündungen. Angst und Stress führen häufig auch zu einer Reizblase. Kälte, Nässe oder Aufregung können die Symptome, Pollakisurie, Dysurie usw. auslösen. Scharfe Gewürze wie Senf, Knoblauch, Paprika, Kaffee, Tee und kohlensäurehaltige Getränke sollten gemieden werden, ebenso sollte dringend auf Kuhmilchprodukte **jeder** Art sowie Spargel, Spinat und Erdbeeren verzichtet werden. Genussmittel, wie z. B. weißer Zucker in jeder Form, sollten gemieden werden.

Die Behandlung der Reizblase kann phytotherapeutisch erfolgen. Ich denke an Baldrian. Die **Baldrianwurzel** wird in den Apotheken als Tropfen, Tee, Tinktur, Kapseln, Dragees oder Presssaft angeboten. Baldriantee wird meist als Teemischung verkauft. Der häufige Harndrang lässt stark nach, auch die Nykturie verschwindet oft ganz.

Sehr guten Erfolg habe ich bei den Patienten mit **Hopfen** gemacht. Auch Hopfen beruhigt die überaktive Blase. Hopfenzapfen, weibliche Blütenstände des Hopfens, werden in den Apotheken angeboten. Aufguss und Abkochungen werden damit zubereitet. Der Geschmack ist nicht besonders gut, man kann andere Teesorten dazu mischen.

Eine weitere Möglichkeit ist der **Kürbissamen**, vor allem ist er zur Langzeiteinnahme geeignet. Er kräftigt die Blasenmuskulator. Der Einsatz von Kürbissamen eignet sich besonders gut bei Prostatavergrösserung.

Das bekannte **Goldrutenkraut** hilft nicht nur bei Harnwegsinfekten, sondern auch bei der Reizblase, Studien belegen dies.

Blasentee nach Professor Müller sollte auf jeden Fall Einsatz finden.

Rp. Radix Levistici

Hb. Equiseti

Fl. Stoechados

Folia Uvae ursi

Fol. Myrtilli āā ad 200.0

1 Teelöffel pro Tasse mit kochendem Wasser übergießen, über Nacht oder mindestens 5 Stunden ziehen lassen, 3–5 Tassen pro Tag trinken, am besten warm.

Bei der Nykturie, nächtlichem Harndrang, hilft Baldrian in Form von Baldriparan stark, besonders gut. Zusätzlich ist es empfehlenswert, Lupulus D6 vor dem Schlafengehen zu lutschen, oder Hopfenzapfentee zu trinken. Phytotherapeutisch kann auch Granufink femina eingesetzt werden.

In der **Homöopathie** stehen einige Arzneien zur Verfügung, welche nach dem Arzneimittelbild eingesetzt werden.

**Argentum nitricum**: schmerzhaftes Urinieren, Angst und Aufregung sind ursächlich schuld am Harndrang.

Ein weiteres Mittel bei Angst und Aufregung ist **Causticum**.

Wenn die Symptome der Reizblase durch Unterkühlung auftreten, dann kommen **Aconitum napellus, Dulcamara, Belladonna** bzw. **Rhus toxicodendron** in Frage. Ein weiteres, sehr gutes Mittel ist **Eupatorium purpureum**. Es hilft gut in D1 und D2. Ein guter Homöopath findet das richtige Mittel ohne Probleme.

**Cantharis** kommt in Frage, wenn der Brennschmerz im Vordergrund steht, **Arsenicum album** bei begleitender Nephritis und **Hepar sulfuris**, wenn es sich um eitrige Prozesse handelt. **Lupulus D6** ist ganz wichtig, es wirkt beruhigend.

An Nosoden kommen Bacterium coli, Bacterium proteus, Bacterium pyocaneus und die Nosode Staphylococcus in Frage.

Auch die Wurzeln der Reizblase sind meistens im tuberkulinischen Miasma zu suchen. Ein guter Homöopath wird dies erkennen und die richtige Nosode finden. Die Arznei Tuberculinum Nos. als D200–D1000 kommt in Frage, außerdem Tuberculinum Marm. als D200–D1000, ebenso Tuberculinum Rest D200–D1000, Tuberculinum Koch Nos. C200–C1000, Tuberculinum Spengler C200–C1000, Tuberculinum avis Nos. D200–D1000, Tuberculinum bovinum C200–C1000 und Tuberculinum GT D200–D1000. Welche Verdünnung zum Einsatz kommt, das richtet sich nach der allgemeinen Lebenskraft des Patienten.

Organpräparate wie Vesica urinaria suis Injeel, Urethra suis Injeel, Ureter suis Injeel und Pyelon suis Injeel müssen oftmals zusätzlich zum Einsatz kommen, wie auch die Pyelonephritis Nosode.

Auch die Firma Horvi hat einen guten Rat:

Horvi Enzym Psy 4 comp 1

+ Horvi Enzym x44

jeweils 3 x 8 Tropfen täglich, im Abstand von 5–10 Minuten, auf der Zunge zergehen lassen, vor dem Essen.

Zusätzlich Horvi Enzym Horvitrigon forte 3 x 8 Tropfen pro Tag auf der Zunge zergehen lassen, nach dem Essen.

Dieser Tipp hat sich gut bewährt, ich habe diese Arznei häufig eingesetzt. Infos über die Horvi Enzym Therapie sind im Anhang auf Seite 137 zu finden.

Die Firma sanum hat auch sehr gute Ratschläge, welche jahrzehntelang von mir mit bestem Erfolg übernommen wurden.

**Propionibacterium avidum D5** sollte 3 x pro Woche abends vor dem Schlafengehen eingenommen werden, jeweils 1 Kapsel über ½ Jahr.

**Rebas D4 Supp.**: Täglich 1 Suppositorium einführen, vorzugsweise abends, mindestens 4 Wochen lang. Eventuell nach einer Pause weiterhin über 4 Wochen.

Eine weitere Möglichkeit ist:

**fortakehl D5**: morgens und abends je 4 Tropfen in die Nasenlöcher verteilt geben, zusätzlich 4 Tropfen über der Blasengegend einreiben, mit ganz leichtem Druck.

Zusätzlich: **Mucedokehl D5** nach Anweisung einnehmen.

Die Eigenbluttherapie hat bei der Reizblase durch den Umstimmungseffekt schon vielen verzweifelten Menschen geholfen.

Harald Krebs schlägt folgende Vorgehensweise vor:

| | |
|---|---|
| **1. Woche** | 3 x in der Woche Mischinjektion intramuskulär 5,0 ml aktiviertes Eigenblut plus |
| | 1 Ampulle pascotox forte-injektopas gleichzeitig auf die andere Gesäßhälfte |
| | 1 Ampulle Rebas D4 |
| | 1 Ampulle Cantharis comp. Heel |
| | 1 Ampulle Vesica urinaria suis Injeel |
| | 1 Ampulle Engystol-N |
| **2.–6. Woche** | 2 x in der Woche Mischinjektion wie oben |

Wenn Sie keinen Arzt oder Heilpraktiker kennen, der einen Hämaktivator nach Dr. med. Höveler besitzt, dann kann das Eigenblut auch in unverändertem Zustand mit den ausgewählten Ampullen eingesetzt werden.

# 6 Die Inkontinenz – oder die Blasenschwäche

Es gibt verschiedene Inkontinenzformen, die beiden häufigsten sind die Belastungsinkontinenz und die Dranginkontinenz. Bei der Belastungsinkontinenz, auch „Stressinkontinenz“ genannt, gibt es drei Stufen der Schweregrade:

1. Harnverlust bei schwerer körperlicher Belastung, z. B. Heben, Pressen und Husten
2. Harnverlust beim Gehen und Bewegen
3. Harnverlust beim Liegen

Bei der Dranginkontinenz spürt man einen heftigen Harndrang, welcher nicht aufgehalten werden kann. Die Patienten schaffen es meist nicht mehr zur Toilette. Dies kann mehrfach pro Tag vorkommen.

Man kann auch hier wieder vorbeugen: Meiden Sie körperliche Arbeiten, die für Sie zu schwer sind. Machen Sie präventiv Beckenbodentraining, entleeren Sie die Blase immer vollständig, vermeiden Sie Restharn. Verstopfung ist auch hier belastend. Essen Sie viel Salat, Gemüse und Obst. Infekte jeder Art sollten vermieden werden, hartnäckiger Husten stört die Blasenentleerung sehr, rezidivierende Blasenentzündungen haben ebenso Inkontinenz zur Folge.

Es gibt viele Hilfsmittel bis hin zur Operation, dies erfahren Sie bei Ihrem Urologen oder in Selbsthilfegruppen.

Mein Anliegen ist, Ihnen homöopathische Arzneien vorzustellen, die ich in meiner 45-jährigen Tätigkeit immer wieder zum Einsatz brachte, und zwar mit gutem Erfolg.

**Causticum** – Hahnemanns Ätzstoff – unwillkürlicher Abgang beim Husten und Niesen und im ersten Nachtschlaf, langsame Entleerung, unwillkürlicher Abgang bei Erkältung allgemein und Erkältung der Blase.

**Nux vomica** – Brechnussbaum – Urintröpfeln, Harnabgang unwillkürlich, auch beim Gehen, häufiges Wasserlassen.

**Natrium muriaticum** – Natrium chloratum – unwillkürlicher Abgang, auch beim Gehen, vermehrtes Wasserlassen, oftmals psychische Krankheitsursache, Folgen von Kummer und Ärger.

**Kalium carbonicum** – Kaliumcarbonat – häufiges nächtliches Wasserlassen, unwillkürlicher Abgang beim Husten und Niesen.

**Zincum** – Zink – unwillkürlicher Harnabgang beim Niesen, Husten und Gehen.

**Es gibt verschiedene Inkontinenzformen.**

Suchen Sie nach einem guten Homöopathen, er findet das richtige Mittel für Sie und Sie bekommen große Hilfe.

# 7 Blasen- und Nierensteine

Steine können in der Niere, im Nierenbecken, im Harnleiter, in der Blase oder Harnröhre vorkommen. Männer sind häufiger betroffen als Frauen. Die Zahl der Harnsteinerkrankungen steigt von Jahr zu Jahr. Die eiweißreiche Ernährung ist die Ursache dieses Leidens. In armen Ländern, wo der Wohlstand noch nicht dominierend ist, kommen Nierensteine nur selten vor. Wenn zu viel Oxalsäure, enthalten in Lebensmitteln wie Spinat, Rhabarber, Tomaten, Kakao, Schokolade und Petersilie, gegessen wird, dann wird die Steinbildung gefördert. Tierisches Eiweiß senkt den pH-Wert im Urin, die Kalzium-Ausscheidung steigt.

Eine zu geringe Trinkmenge bzw. starkes Schwitzen führt zu einem sehr konzentrierten Urin, die Salze lagern sich schnell ab.

- **Harnsäure-Steine:** Diese entstehen bei erhöhtem Genuss von Fleisch, Innereien, Fisch, Alkohol und Kaffee. Statt dessen sollte ballaststoffreiche Kost gegessen werden.
- **Phosphat-Steine:** Solche Steine entstehen durch Infekte der Harnwege. Nierensteine und Harnwegsinfekte begünstigen sich gegenseitig.
- **Kalziumoxalat-Steine:** Bei diesen Steinen sollte auf Tomaten, Spinat, Rote Bete, Rhabarber, Nüsse, Schokolade, Kakao, Tee und Petersilie weitgehend verzichtet werden.

**Vorbeugend** ist viel trinken geraten, natürlich keine Getränke, die Coffein oder Zucker enthalten, sondern Wasser oder Tee. Schiele-Fußbäder oder ansteigende Fußbäder sind 3x/Woche zu empfehlen. Harald Krebs rät, viel Bananen, Karotten und Endiviensalat zu essen, wegen des hohen Vitamin-A-Gehaltes, welcher der Steinbildung entgegenwirkt.

Es gibt auch verschiedene Tees, die den Harn verdünnen und die Harnwege durchspülen:

**Teemischung I:**

Rp.

Foliae Betulae
Hb. Solidaginis
Hb. Hernariae
Fol. Orthosiphonis āā ad 200.0

1 Teelöffel pro Tasse mit kochendem Wasser übergießen, einige Stunden ziehen lassen, am besten über Nacht, 5 Tassen pro Tag trinken. Das Kochwasser muss richtig sprudeln, damit alle Stoffe gelöst werden.

**Teemischung II:** Nieren- und Blasentee zur Harnverdünnung nach Dr. Andrea Flemmer

Rp.

| | |
|---|---|
| Brennesselkraut | 70g |
| Birkenblätter | 20g |
| Buccoblätter | 10g |

1 Esslöffel mit 150ml (1 Tasse) kochendem Wasser übergießen, 10 Minuten ziehen lassen, mehrere Tassen pro Tag trinken.

Eine weitere vorbeugende Maßnahme, die ich in der Praxis von Harald Krebs kennengelernt habe, ist die Durchführung einer Eigenblutbehandlung 1 x pro Jahr.

1. - 6. Woche 2 x wöchentlich Mischinjektion intramuskulär:

0,5 ml Eigenblut plus 1 Ampulle Berberis D6

Sowohl als Vorbeugemaßnahme als auch bei bestehenden Harnsteinen gibt es in der Homöopathie die Arznei

**Berberis vulgaris**, welche eingesetzt wird, wenn ein schneidender Schmerz vor dem Harnen besteht, der Urin ist heiß und dunkel.

**Lycopodium** wird bei dunklem, sehr konzentrierten Harn mit ebenfalls schneidendem Schmerz gegeben. Ein roter Satz ist oftmals kennzeichnend.

**Acidum benzoicum:** Urin ist sehr übelriechend, braun und enthält zu viel Harnsäure.

**Acidum oxalicum:** Urin enthält Oxalate, Brennen in der Urethra, Urin ist reichlich, häufiges Wasserlassen.

**Arsenicum album:** Urin brennt, enthält viel Eiweiß und Blut.

**Lithium carbonicum:** Trüber Urin, spärlich und Schmerz in der Nierengegend sind die Kennzeichen von Lithium carbonicum.

**Solidago:** Spärlicher Urin, Dysurie, Eiweiß und Blut im Urin, Nierenschmerz, sind kennzeichnend.

**N. Enders**, Homöopath, empfiehlt:

Calculi renales D10 morgens 1 Tablette lutschen

+ Rubia tinctorum D1 3 x 1 Tablette pro Tag, 6 Wochen lang,

danach

Hernaria glabra D1 3 x 1 Tablette pro Tag, 6 Wochen lang.

Zusätzlich sollte **Nierensteintee** getrunken werden:

Rp.
Herba Anserinae
Fructus Juniperi
Fr. Petroselini
Hb. Hernariae
Rx Taraxaci c. herba āā ad 200.0

8–10 Teelöffel mit sprudelnd kochendem Wasser übergießen, 20 Minuten ziehen lassen und innerhalb von 1 ½ Stunden trinken, viel bewegen (Seil hüpfen, Treppen steigen).

Bei Steinabgang Arnica D200, einmalig, 2 Globuli lutschen, nach Steinabgang Nierentee trinken.

Rp.
Foliae Betulae
Hb. Hernariae
Hb. Solidaginis
Fol. Orthosiphonis āā ad 200.0

Gegen die kolikartigen Schmerzen gäbe es weitere Möglichkeiten:

1 Aderlass von 200–250 ccm Blut, falls die Konstitution es zulässt, Spascupreel Suppositorien oder Spasmo Fides Tropfen.

Empfehlenswert sind Sitzbäder mit Heublumen und Schiele-Fußbäder. Harald Krebs empfiehlt bei bestehenden Steinen die Eigenbluttherapie mit dem Hämaktivator-N nach Dr. Höveler:

| | |
|---|---|
| 1. Woche: | 3 x wöchentlich Mischinjektion intramuskulär:<br>5,0 ml aktiviertes Eigenblut plus<br>1 Ampulle Calcul. H |
| 2.–6. Woche: | 2 x wöchentlich Mischinjektion wie oben. |

Zusätzlich empfiehlt er:

| | |
|---|---|
| Phönix-Tartarus | 3 x täglich 30 Tropfen |
| + Phönix-Solidago | 3 x täglich 30 Tropfen |

# 8 Der Blasenkrebs – Was wirkt wirklich krebshemmend?

Ganz wichtig sind die **Milchsäuren** als Mittel zur Vorbeugung: „Konsequente Einhaltung von Milchsäuregärungsprodukten in die tägliche Nahrung bewirkt nicht nur das Fernbleiben von Tumoren bei Gesunden, sondern hilft Krebsgeschwulste abzubauen". Dr. F. Kuhl.

Die razemische Milchsäure, welche sich aus L(+)- + D(-)-Milchsäure zusammensetzt, ist in eingesäuertem Gemüse wie saure Bohnen, Sauerkraut und in Sauermilch enthalten.

E. Strauss gelang es, seit 1967 mit täglich 12-14g razemischer Milchsäure 65 inkurable Krebskranke zum Teil bis zu 10 Jahre und länger am Leben zu erhalten.

Der erste, der Milchsäure therapeutisch bei Krebs angewandt hat, war der russische Arzt Efimov in Orenburg, der bei einer alten Frau ein Sarkom des Unterkiefers innerhalb eines halben Jahres auf 1/3 zurückbrachte. Er setzte Milchsäure äußerlich und innerlich ein.

Milchsäureprodukte, täglich eingesetzt, können Tumore verhindern, das Wachstum hemmen und helfen, Rückfälle zu verhindern.

Eine weitere Milchsäure, die rechtsdrehende Milchsäure, welche bei Muskelarbeit wie beim Sport oder z. B. Gartenarbeit entsteht, ist ebenso für die Zellatmung ganz wichtig.

**Rote Bete**, betula vulgaris:

P.G. Seeger und Schacht konnten in der Forschungsstelle für Krebsforschung der Charité Berlin mittels elektrochemischer Zellatmungsmessungen nachweisen, dass „der Saft von Roten Rüben die Atmung von Tumorzellen 400 bis 500 Prozent aktivieren. In Kombination mit anderen Atmungsaktivatoren war sogar eine 1250-fache Aktivierung zu erzielen. 1 Liter Rote-Bete-Saft liefert 1000 Gamma aktiven Sauerstoff". Die Flavonide, der hohe Mineralstoffgehalt und die B-Vitamine wirken potenzierend.

Man kann den Rote-Bete-Saft täglich trinken, ca. ½–1 Liter, oder aber als Kombinationspräparat Anthozym Petrasch zu sich nehmen. Dieses Präparat enthält ein Konzentrat aus Rote-Rübensaft, Rechtsmilchsäure, Ferro L(+)-Lactat, Calcium-L(+)-Lactat, Ascorbinsäure und einiges mehr. Wenn Sie die Roten Bete essen wollen, achten Sie darauf, dass Sie etwa 1 kg pro Tag verzehren. Erfolge liegen weltweit vor.

Wie Rote Bete bewirkt die **Heidelbeere** eine Atmungsaktivierung. Der Anthozyanfarbstoff ist hierbei verantwortlich. Es handelt sich um das Myrtillidin.

Auch **Holunder** ist ein Antikrebsmittel. Es handelt sich hierbei um den Farbstoff Sambucin. Holundersaft und schwarzer Johannisbeersaft haben einen extrem hohen Vitamin C Gehalt.

Der Farbstoff des **Rotweins** Oenidin bewirkt auch eine Atmungsaktivierung der Krebszelle, außerdem das Anthozyan Idain in der **Brombeere**, weiterhin das Zyanidin in der **Preiselbeere** und **Kirsche**. Auch dem violetten **Stiefmütterchen** mit dem Farbstoff Delphinidin wird eine antikanzerogene Eigenschaft zugeschrieben, vor allem der wild wachsenden Blume.

**Erdbeeren** und **Himbeeren** hemmen das Wachstum des Krebses durch die in beiden Beeren enthaltene Ellagsäure. Diese Säure wirkt stark hemmend auf die beiden für die Bildung neuer Blutgefäße wichtigsten Wachstumsfaktoren (VEGF + PGEF). Die Wirkung erfolgt durch Unterbindung der Angiogenese.

F. Viehauer, HP, schlägt eine **Säftekur** vor, um täglich etwas Abwechslung bieten zu können.

Für Patienten, die an Krebs leiden oder sich vor Krebs schützen wollen, empfiehlt er folgende Säftekur:

Säftekur nach F. Viehauer

Bitte verwenden Sie möglichst Muttersäfte der Firma Eden oder sonstige hochwertige Säfte, erhältlich im Reformhaus oder Bio-Laden.

| | |
|---|---|
| **Montag:** | Gläser schwarzer Johannisbeersaft |
| **Dienstag:** | 1 Glas Holundersaft |
| **Mittwoch:** | 2 Gläser Heidelbeersaft |
| **Donnerstag:** | 2 Gläser Rote-Bete-Saft |
| **Freitag:** | 2 Gläser roter oder schwarzer Kirschsaft |
| **Samstag:** | 2 Gläser roter Traubensaft |
| **Sonntag:** | 2 Gläser Ananassaft |

Die Angiogenese wird auch durch weitere Lebensmittel, die als Medikamente dienen können, blockiert und zwar durch die **Soja**. Bei Brust- und Prostatakrebs spielt Soja eine wichtige Rolle, die Soja-Oestrogene wirken nach dem gleichen Prinzip wie Tamoxifen. Soja kann in verschiedenen Formen wie z. B. als Sojasprossen, Sojabohnen, Sojapudding oder Sojajoghurt verzehrt werden.

Und ganz wichtig ist bei der Hemmung der Angiogenese der **Grüne Tee**. Das EGCG, ein Katechin, ist der bedeutendste Inhaltsstoff von grünem Tee. Dies wurde von Richard Béliveau in Montreal getestet. Das Wachstum von Krebszellen wurde stark verlangsamt. Es empfiehlt sich, grünen Tee während der Strahlentherapie zu trinken. Die Nebenwirkungen werden dadurch abgeschwächt.

Ein weiterer Stoff, welcher die Thymusdrüse aktiviert, ist das Beta-Carotin.

**Beta-Carotin** ist in Karotten enthalten, außerdem in grünem Blattgemüse.

Es gibt auch **Pilze**, die das Krebswachstum beinahe völlig stoppen. Es sind **Shiitake, Maitake, Kawaratake, Enokitake** und **Seitlinge**.

Die Pilze enthalten Lentinan und wurden bei Brustkrebs, Magenkrebs und Dickdarmkrebs an der Universität Kyushu erfolgreich getestet.

**Curcuma**, z. B. als Kurkumapulver, wirkt dem Wachstum von Krebstumoren stark entgegen und zwar durch seine stark entzündungshemmende Wirkung. Das Molekül Curcumin ist dafür verantwortlich.

**Granatapfelsaft** sollte bei Prostatakrebs getrunken werden.

**Zitrusfrüchte** enthalten entzündungshemmende Flavonoide, auch wird die Entgiftung über die Leber angeregt.

**Schwarze Schokolade** (über 70 % Kakaoanteil) bremst das Wachstum von Krebszellen und hemmt die Angiogenese. 20–30 g/Tag reichen aus.

**Vitamin B1** hindert die Krebszelle am Wachstum. Im Vollkornbrot ist Vitamin B1 enthalten, natürlich auch in Rohgetreide. Fabrikzucker (alle Arten) verhindern im Körper die Aufnahme von Vitamin B1.

**Vitamin B2** hemmt ebenso die Krebszellen im Wachstum und ist in Bierhefe und Fisch enthalten.

**Vitamin C**, Ascorbinsäure:

Krebskranke haben fast immer Mangel an Vitamin C. Durch Vitamin C wird die Nitrosaminbildung gestoppt. Nitrosamin wirkt krebsfördernd.

Die krebshemmende Wirkung von Vitamin C ist mehrfach untersucht worden, z. B. von Prof. Schmähl im DKFZ, dem Deutschen Krebsforschungszentrum in Heidelberg, und Prof. S. Wasser-Theilsmoller, Albert-Einstein-College of Medicine in New York.

**Vitamin D**, in Fisch und Lebertran enthalten, kann helfen, Darmkrebs zu verhüten. Aal und Lachs sind reich an Vitamin D.

**Vitamin E** verhindert die Nitrosaminbildung im Magen und ist im Weizenkeimling enthalten, außerdem in Olivenöl, Sonnenblumenöl und Rapsöl.

Auch den **Mineralstoffen**, wie Chrom, Kupfer, Eisen, Magnesium und Selen, wird eine krebshemmende Wirkung zugesprochen.

Die **Wirkung** von **Vitaminen, Mineralstoffen** und **Enzymen zusammen** ist wichtig, nicht so sehr die Wirkung eines Minerals oder Vitamins allein. Im Apfel z. B. wirken auch alle Stoffe zusammen.

**Omega-3-Fettsäuren** sind in fettem Fisch (Sardinen, Lachs und Makrelen) vorhanden. Sie wirken entzündungshemmend und verlangsamen das Wachstum von Tumoren. Auch die Metastasenbildung wird gebremst.

**Leinsamen** enthält pflanzliche Omega-3-Fettsäuren und sollte immer wieder auf dem Speiseplan stehen.

Vor jeder Behandlung muss eine Herdsanierung vorgenommen werden, wie auf Seite 35 („Chronische Blasenentzündung") beschrieben.

## 8.1 Behandlung mit homöopathischen Einzelmitteln – Konstitutionsmittelsuche

Samuel Hahnemann (1755-1843) war Erfinder einer neuen, einzigartigen Heilmethode. Diese heilt nach dem Ähnlichkeitsprinzip sanft und anhaltend, es bedeutet, dass Ähnliches mit Ähnlichem geheilt wird. Das heißt, dass eine Substanz, die beim Gesunden Krankheitssymptome verursacht, gleichzeitig beim kranken Menschen dieselben Symptome zu heilen vermag.

Dabei wirkt die Substanz in potenzierter Form, sie wird verdünnt und verschüttelt. So ist z. B. Coffea arabica eine Arznei gegen Schlaflosigkeit, natürlich in verdünnter Form, in D30 bzw. D6 oder auch sehr hoch verdünnt. Apis mellifica, die Honigbiene, ist ein Mittel gegen Bienenstiche. Nun gibt es unter der Vielzahl der homöopathischen Arzneien jeweils das dem kranken Menschen ähnlichste Mittel, das Simillimum, auch Konstitutionsmittel genannt oder Typenmittel, und dies gilt es herauszufinden. Es beeinflusst Körper, Geist und

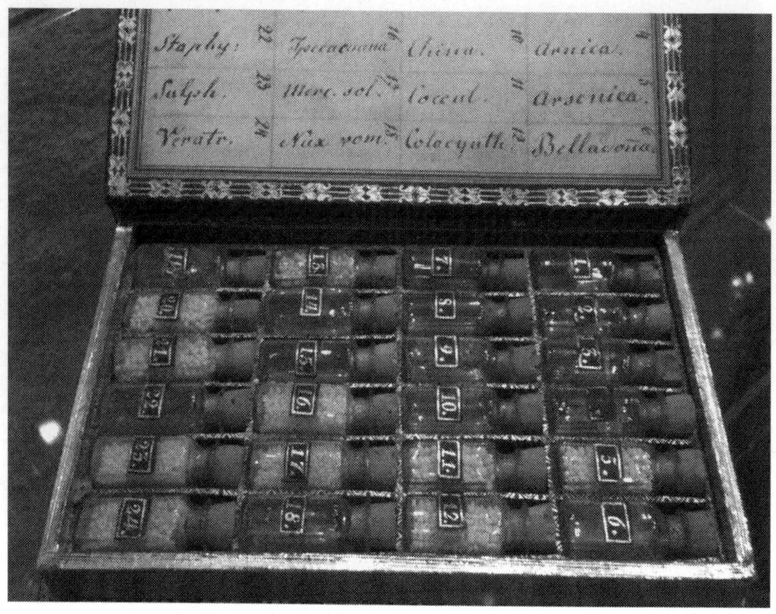

© Wikipedia. Deutsches Apothekenmuseum, Homöopathische Taschenapotheke (1835-1843) aus dem Besitz Samuel Hahnemanns, der sie in seinen letzten Lebensjahren in Paris benutzte.

Psyche gleichzeitig und heilt anhaltend. Außer seinem Simillimum braucht der Patient im Laufe des Lebens noch weitere Mittel, diesmal Simile genannt (ähnlich).

Geeignete Arzneien zur Vermeidung und Heilung von Krebs, einschließlich Blasenkrebs, sind:

Arsenicum album, Aurum metallicum, Lachesis muta, Crotalus horridus, Arnica montana, Hekla lava, Strontium carbonicum, Apis mellifica, Phytolacca, Spongia, Phellandrium aquaticum, Thuja occidentalis, Hydrastis canadensis, Carbo animalis, Calcium fluoratum, Conium maculatum, Natrium muriaticum, Radium bromatum, Hoang nan, Kreosotum, Asterias rubens und Carbo vegetabilis.

Die passende Arznei wird je nach Arzneimittelbild ausgewählt.

## Zu den einzelnen Mitteln:

**Arsenicum album** – Weißarsenik: Diese Arznei ist oftmals einzusetzen bei Nierenhochdruck, Retinopathie, fettiger Degeneration der Gefäße, großer Unruhe, Angst, Erschöpfung nachts, bei brennenden Schmerzen und unruhigem Schlaf. Personen, die Arsenicum album benötigen, klagen oft über wässrige Stühle. Auch septische Zustände kommen vor. Es ist ein tiefgreifendes Mittel, welches die Giftausscheidung fördert. Da es eine gute Arznei gegen Hochdruck ist, wenn einige der oben genannten Symptome vorhanden sind, zählt es zu den Arzneien, welche einen Schlaganfall verhindern können.

Bei Hautkrebs, Brustkrebs, Magenkrebs und Blasenkrebs hat sich diese Arznei bewährt, wenn diese auf die Konstitution passte.

**Aurum metallicum** – Gold: Patienten, die unter hohem Blutdruck, Arteriosklerose, Pulsunregelmäßigkeiten oder Herzklappenveränderungen leiden, benötigen diese Arznei oftmals. Immer wieder trifft man auf depressive Personen mit Suizidneigung. Diese Patienten klagen oft über nächtlichen Kopfschmerz, Schwindel, Blutandrang zum Kopf und Knochenschmerzen. Alle Beschwerden finden nachts ihren Höhepunkt.

Bei Hodenkrebs hilft diese Arznei besonders gut, aber auch bei anderen Krebsarten, wenn die Konstitution passt.

**Crotalus horridus** – Waldklapperschlange: Zersetzt wie alle Schlangenmittel das Blut, gibt man Crotalus horridus als homöopathische Arznei, in verdünnter Form und verschüttelt, dann wird das Blut flüssiger, Stau und Verklumpungen lösen sich auf. Crotalus horridus hat eine Neigung zu septischen Zuständen sowie Karbunkeln. Blutungen der Netzhaut und sonstigen intraokuläre Blutungen reagieren gut auf diese Arznei. Bei Nasenbluten ist das Blut der Patienten oft schwarz. Häufig tritt Darmbluten auf, auch hierbei ist das Blut oft dunkel. Wenn es nach Schlaganfällen zu Lähmungen kommt, dann ist diese meist rechtsseitig im Gegensatz zu den Lachesis-Patienten, bei welchen fast alle Beschwerden die linke Seite bevorzugen.

Organe, die reich an kleinen Gefäßen sind, z. B. Niere und Auge, werden durch Crotalus horr. sehr gut beeinflusst, vor allem die Nieren bei Nierenkrebs.

**Arnica montana** – Bergwohlverleih: Auch dieses Mittel hat deutliche Wirkung auf das Blut, ebenso auf das Venensystem. Patienten, die Arnica benötigen, leiden oft an venöser Stase, Sepsis, sie neigen zu Blutungen, Thrombose, fallen oft durch ihr rotes Gesicht auf, Blutandrang zum Kopf, Apoplexie und Angina pectoris werden immer wieder beobachtet. Ansonsten ist Arnica das vielleicht wichtigste Mittel gegen Verletzungsfolgen, Prellungen und Eiterungen.

Bei verschiedenen Krebsarten fand diese Arznei oftmals Einsatz.

**Strontium carbonicum** – Strontiumcarbonat – ist bei Knochenkrebs und Knochenmetastasen hilfreich. Patienten, die Strontium carbonicum benötigen, leiden oft an Neuritiden, z. B. Ischiasneuritis, an rheumatischen Beschwerden allgemein oder an chronischen Verstauchungen. Patienten, die diese Arznei brauchen, tragen oftmals nachts eine Bettkappe, weil sie die Wärme am Kopf brauchen; die Lieblingsfarbe dieser Patienten ist meist lila.

**Apis mellifica** – Honigbiene: sehr hilfreich bei verschiedenen Krebsarten, meist rechts, außerdem bei Lymphstau, bei Brustkrebs. Ödeme der Augenlider, Labien, Extremitäten und im Gesicht sind kennzeichnend. Patienten sind oft schläfrig, gleichgültig, Kinder fahren während des Schlafes plötzlich hoch und schreien schrill.

**Phytolacca** – Kermesbeere – hat eine Affinität zum Drüsengewebe, bei Angina mit Lymphdrüsenschwellung sehr hilfreich. Nervenschmerzen, Schmerzhaftigkeit allgemein und Nierenschmerzen sind Themen von Phytolacca, ebenso Blasen- und Nierenkrebs. Die Lieblingsfarbe der Patienten, die Phytolacca benötigen, ist fast immer grün, grün-türkis.

**Spongia** – Meerschwamm: Die Symptome dieser Arznei sind in den Atemwegen zu suchen, Husten und Krupp sind charakteristisch. Herzklopfen und Herzrhythmusstörungen sind häufig vorkommende Symptome. Geschwollene und verhärtete Lymphdrüsen sind häufig, ebenso Hitzewallungen. Dieses Mittel ist laut N. Enders bei Hoden- und Blasenkrebs hilfreich. Patienten, die diese Arznei benötigen, wählen oft dunkelblau als Lieblingsfarbe aus.

**Phellandrium aquaticum** – Wasserfenchel – hat eine Affinität zu den Atemwegen. Husten, Bronchitis, Emphysem und Tuberkulose sind

Themen von Phellandrium, ebenso Schmerzen in den Milchgängen und Brustwarzen, laut N. Enders ist diese Arznei bei Brustkrebs sehr hilfreich, auch bei Blasenkrebs hatte ich gute Erfolge.

**Thuja occidentalis** – Lebensbaum – hilft bei Blasen- und Eierstockkrebs. Angriffspunkte sind die Haut, der Urogenitaltrakt, die Nieren und das Gehirn. Warzen, Hämangione, Kondylome, schlimme Impffolgen, Kopfschmerz und Neuralgien sind Themen von Thuja. Die Lieblingsfarbe dieser Patienten ist dunkelblau.

**Asterias rubens** – roter Seestern: Bei Krebs ist dieses Mittel sehr nützlich, Schmerzen und Neuralgien in der linken Brust, geschwollene Achseldrüsen, hart und knotig, dies sind Themen von Asterias rubens. Diese Patienten wählen als Lieblingsfarbe grün aus.

**Carbo vegetabilis** – Holzkohle – bei verschiedenen Krebsarten einsetzbar, bei Schwäche, Ohnmacht und großer Erschöpfung, erleichtert das Sterben.

**Causticum** – Ätzstoff – hilft bei Blasenkrebs sehr gut, vor allem, wenn vorher Polypen verätzt wurden. Rheuma, Arthrose und Arthritis, außerdem paralytische Beschwerden sind Themen von Causticum.

**Hydrastis canadensis** – kanadischer Gelbwurz – ist bei fast allen Krebsarten einsetzbar. Hydrastis canadensis hat eine hohe Affinität allgemein zu den Schleimhäuten. Urethritis, Gastritis, Pharyngitis, Angina tonsillaris und dickes, ätzendes Sekret in der Nase kommen bei diesem Mittel vor. Die Lieblingsfarbe dieser Patienten ist blau. Es handelt sich oftmals um alte, erschöpfte, auch appetitlose Leute. Ich habe Hydrastis can. häufig eingesetzt mit bestem Erfolg, meist bei Brust-, Magen- und Blasenkrebs, aber auch bei vielen anderen Krebsarten.

**Carbo animalis** – Tierkohle – bei Brustkrebs, Hodenkrebs, Blasenkrebs und Uteruskrebs gut einsetzbar, auch bei Magen- und Leberkrebs. Verhärtete Drüsen, Blähungen, schlechte Verdauung sind Themen von Carbo animalis, außerdem Schwäche und Nachtschweiß. Die Lieblingsfarbe dieser Patienten ist orange.

**Calcium fluoratum** – Flußspat: hilfreich bei verschiedenen Krebsarten mit steinharten Knoten. Narbenbildung und Fissuren in der

Haut, auch Analfissuren sind Themen von Calcium fluoratum. Verhärtung mit Vereiterung und Depressionen sind kennzeichnend für Calcium fluoratum. Die Lieblingsfarbe dieser Patienten ist rot.

**Conium maculatum** – gefleckter Schierling: Aufsteigende Lähmung, Schwäche in den Beinen, Zittern, Herzklopfen, schwaches Gedächtnis, Arteriosklerose, Ängstlichkeit und Depression sind Themen von Conium maculatum. Hilfreich bei Gebärmutterkrebs und Brustkrebs und anderen Krebsarten. Kleine Knoten finden sich. Die Lieblingsfarbe dieser Patienten ist schwarz.

**Natrium muriaticum** – NaCl: sehr hilfreich bei Krebs, wenn dieser als Folge von Kummer, Enttäuschung und Ärger auftritt. Die Krankheitsursache ist oft psychisch. Ödeme, Anämie, Fließschnupfen, Allergien, Kopfschmerzen und Depressionen sind Themen von Natrium muriaticum. Auch Herzklopfen und Herzrhythmusstörungen kommen häufig vor. Die Lieblingsfarbe dieser Patienten ist grün-türkis.

**Radium bromatum** – Radiumbromid: hilfreich bei Knochenkrebs und Knochenmetastasen. Wichtige Themen von Radium bromatum sind Rheuma, Gicht und Hautsymptome wie z. B. Jucken am ganzen Körper. Verstopfung kommt häufig vor. Hilfreich bei Radiumbestrahlungen zur Abschwächung der Nebenwirkungen.

**Hoang nan** – Brechnussgewächse, getrocknete Rinde: Bei Drüsenkrebs hilft diese Arznei gut, Blutungen bei allen Krebsarten kommen zum Stillstand. Zusammen mit der Nosode Luesinum D200 konnte ich gut helfen. Patienten, die Hoang nan benötigen, haben meist als Lieblingsfarbe lindgrün und sind oft sehr erschöpft.

**Kreosotum** – Buchenholzkreosot: Diese Arznei findet bei Magenkrebs und anderen Krebsarten ihren Einsatz, die Patienten hatten oft in der Vorgeschichte ätzende, brennende Geschwüre und Absonderungen. Brennen und Jucken in der Vulva und übelriechender Urin sind Themen von Kreosotum. Patienten, die dieses Mittel brauchen, haben als Lieblingsfarbe orange.

**Lachesis muta** – Buschmeister: hat eine große Affinität zum Gefäßsystem. Es passt auf Menschen, die eine große Redelust auszeichnet,

Patienten, denen es am frühen Morgen nicht gut geht, diese sind morgens unpässlich, oft traurig, ihre Beschwerden haben am Morgen ihren Höhepunkt. Dafür können diese Menschen bis tief in die Nacht hinein arbeiten und zwar über lange Zeit, sie sind äußerst leistungsfähig und brauchen nicht viel Schlaf. Ihr Blut ist meist zähflüssig, dick, die Patienten neigen zu Blutungen und Sepsis. Ihre Wangen sind oft bläulich bzw. purpurfarben, ebenso die evtl. Wundränder, Ulcera oder Furunkel. Man beobachtet manchmal richtig schwarze Ränder. Eine weitere Schwäche ist im Gefäßsystem zu beobachten: Lachesis-Patienten vertragen oftmals kein heißes Bad und keine heißen Getränke.

Bei Brustkrebs, Magenkrebs und anderen Krebsarten hilft Lachesis, wenn die Konstitution passt.

## Therapievorschläge

Ich gebe Ihnen einige **Therapievorschläge**, dich sich über Jahrzehnte in meiner Praxis bestens bewährt haben. Die Spritzenserie von Professor Müller, Homöopath, enthält Einzelhomöopathika, Nosoden, Katalysatoren und Organpräparate und besteht aus 8 Serien, in der Serie 4–8 kommt das entsprechende Schwachorgan zum Einsatz, bei Blasenkrebs Vesica urinaria suis Injeel. Diese Arzneien dienen ausschließlich der Immunmodulation. Die Selbstheilungskräfte des Menschen werden angestoßen.

Diese Spritzen werden im wöchentlichen Wechsel 1 x pro Woche verabreicht, 4 Jahre lang, dann alle 2 Wochen, später 1 x im Monat, insgesamt 6–8 Jahre lang. Es werden die Ampullen der Serien von 1–8 jeweils 2–4 Ampullen zusammen aufgezogen und supraclaviculär, axillär oder inguinal im wöchentlichen Wechsel gespritzt. Es erfolgen jeweils 4 Einstiche in die **Nähe der Lymphknoten**.

**Beispiel Spritzenserie**

**1. Sitzung:** die Injektion erfolgt durch 4 Einstiche supraclaviculär
**2. Sitzung:** die Injektion erfolgt durch 4 Einstiche auxillär
**3. Sitzung:** die Injektion erfolgt durch 4 Einstiche inguinal
... und wieder von vorn, 1 x pro Woche, 4 Jahre lang

**Injektionstherapie:**

Rp.

| | | |
|---|---|---|
| | Lymphogranulomatose D30 | Amp. V |
| + | Glandula lymphatica suis Heel | Amp. V |
| + | Ubichinon comp. Heel | Amp. V |
| + | Kohlhernie D30 | Amp. V |
| | | |
| | Chondrosarkonium D30 | Amp. V |
| + | Hepar suis Heel | Amp. V |
| + | Coenzym comp Heel | Amp. V |
| + | Aqua pluvia Mai 86 D30 (Stauffen) | Amp. V |
| | | |
| | Plasmozytom D30 | Amp. V |
| + | Medulla ossis suis Heel | Amp. V |
| + | Glyoxal Heel | Amp. V |
| + | Bacillinum D30 = Tuberculinum D30 | Amp. V |
| | | |
| | Corpus pinale Heel | Amp. V |
| + | Cortison D30 | Amp. V |
| + | Vesica urinaria suis Injeel | Amp. V |
| | | |
| | Lymphograulomatose D200 | Amp. V |
| + | Splen suis Heel | Amp. V |
| + | Ubichinon comp | Amp. V |
| | | |
| | Chondrosarkonium D200 | Amp. V |
| + | Thalamus comp. Heel | Amp. V |
| + | Coenzym comp Heel | Amp. V |
| + | Carbo animalis D200 | Amp. V |
| | | |
| | Plasmozytom D200 | Amp. V |
| + | Glandula Thymi | Amp. V |
| + | Glyoxal Heel | Amp. V |

| | | |
|---|---|---|
| + | Bacillinum D200 = Tuberculinum D200 | Amp. V |
| | Cortison D200 | Amp. V |
| + | Vesica urinaria suis Injeel | Amp. V |

**Orale Medikation:**

Hydrastis canadensis D4
+ Cantharis D6
im täglichen Wechsel, 3x 1 Tablette/Tag, über ungefähr 8 Wochen.
- Falls es sich um einen *entarteten Polyp* handelt, dann wird Cantharis D6 gegen Thuja D6 *ausgetauscht*.

**Anschließend:**

| | |
|---|---|
| Mucokehl D4 | morgens 1 Kapsel |
| + Nigersan D5 | mittags und abends je 1 Tablette |

über 2–3 Monate oder länger, je nach Verlauf.

**Nach der 4. Behandlungswoche**, von Beginn der Behandlung an gerechnet:

| | |
|---|---|
| Utilin-S D6 (Holomed) | alle 10 Tage 1 Kapsel |

bei positiver Entwicklung über Monate.

- Zusätzlich täglich 1 Pfund Rote Bete essen, ersatzweise Anthozym Petrasch.
- Streng vegetarische Ernährung ist angeraten.

Zur Entgiftung sollte Lebertee nach Professor Müller getrunken werden:

Rp.

Hb. Chelidonii 50,0

Hb. Cardui benedicti 50,0

Rx Taraxaci 50,0

Fl. Stoechados 50,0

Semen cardui mariae ad 300,0

1 Teelöffel pro Tasse mit kochendem Wasser übergießen, über Nacht ziehen lassen, wenigstens 3 Stunden.

5 Tassen täglich trinken.

Therapievorschlag bei Präkanzerose:

Diese Spritzen werden im Wechsel alle 2 Wochen verabreicht, über 1 Jahr. Dann weiterhin je nach Entwicklung. Meistens müssen sie 2 Jahre zum Einsatz kommen. Man kann sie später dann auch alle 3 Wochen geben, und dann noch 1 Jahr lang alle 4 Wochen. Das kommt auf den Verlauf an.

Hydrastis can. D4, Thuja D6 und Cantharis D6 kommen zusätzlich zum Einsatz.

Auch die **Horvi-Enzym-Therapie** bringt gute Hilfe.

Terapievorschlag: **Injektionen**

Horvi-Enzym-C 33

\+ Horvi-Enzym-Horvitrigon forte

je 2 ml gleichzeitig, **getrennt**, i.m. oder tief s.c. injizieren, z. B. montags.

Horvi-Enzym-C300

\+ Horvi-Enzym-Crotalus forte

je 2 ml gleichzeitig, **getrennt**, i.m. oder tief s.c. injizieren, z. B. mittwochs.

Horvi-Enzym-C33

+ Horvi-Enzym-Horvitrigon forte

je 2 ml gleichzeitig, **getrennt**, i.m. oder tief s.c. injizieren, z. B. freitags.

Besteht eine starke **Hämaturie**, die alleine mit den obigen Präparaten nicht gestoppt werden kann, dann täglich **zusätzlich**:

Horvi-Enzym-Russelli forte

+ Horvi-Enzym-Elaps forte

vormittags 1 ml Russelli forte perlingual, nachmittags 1 ml Elaps forte perlingual, die Ampulleninhalte dann ca. 3 Minuten im Mund behalten.

**Orale Medikationen:**

Horvi-Nukleozym comp. 16

+ Horvi-Enzym-X 44

3x/Tag je 8 Tropfen, im Abstand von 5–10 Minuten auf der Zunge zergehen lassen, vor dem Essen.

Horvi-Enzym-C 33 liq.

+ Horvi-Enzym-Horvitrigon forte liq.

an injektionsfreien Tagen, DI + SA, 3x/Tag je 8 Tropfen, im Abstand von 5–10 Minuten auf der Zunge zergehen lassen, einige Zeit nach dem Essen.

Horvi-Enzym-C 300 liq.

+ Horvi-Enzym-Crotalus forte liq.

an injektionsfreien Tagen, DO + SO, 3x/Tag je 8 Tropfen, im Abstand von 5–10 Minuten auf der Zunge zergehen lassen, einige Zeit nach dem Essen.

## Wichtige Zusatzmedikationen:

Zink, Selen, Vitamin A, Vitamin C, Schwarzkümmelöl.

## 8.2 Vorschläge aus der sanum-Therapie

Die Behandlung mit **sanum** Arzneimitteln geht auf Prof. Enderlein zurück, er lebte zu Beginn des 20. Jahrhunderts. Er beschrieb, dass im Blut Mikroben existieren – durch die Dunkelfeldmikroskopie sichtbar gemacht –, welche am Immunsystem beteiligt sind und vor allem für die Durchblutung, den Blutfluss verantwortlich sind. Nach Prof. Enderlein ist das Milieu ausschlaggebend, ob ein Organismus Selbstheilungskräfte entwickeln kann, die dann die Krankheit besiegen oder nicht. Ein ausgewogenes Säure-Basen-Gleichgewicht ist für einen gesunden Organismus unentbehrlich. Schwankungen des pH-Wertes im Blut in den alkalischen Bereich haben im Gewebe eine massive Übersäuerung zur Folge, welche alle Zivilisationskrankheiten wie Rheuma, Diabetes mell., Hypertonie, Parodontose, chron. rez. Infekte, wie z. B. Blasenentzündungen, und Krebs fördert. Die Ursache für die Übersäuerung ist in der Eiweißmast zu suchen, außerdem ist der hohe Zuckerkonsum und der hohe Anteil an Weißmehl dafür verantwortlich. Eiweißreduzierung und Einschränkung von Zucker und Weißmehl tragen viel dazu bei, den gestörten Stoffwechsel wieder in Ordnung zu bringen.

Die sanum-Therapie ist eine Milieu- und Regulationstherapie. Zur Wiederherstellung des intakten Säure-Basen-Gleichgewichts bietet die sanum-Therapie 3 Präparate an.

Als Erstes möchte ich alkala „N" nennen, es handelt sich um ein Basenpräparat, was die Übersäuerung zusammen mit der Ernährungsumstellung ausgleichen soll. Sobald die Ernährung beim Patienten dann erfolgreich umgestellt ist, versuche ich alkala „N" abzusetzen. Alkala „N" ist ein Pulver, es ist auch als alkala „T" (Tabl.) in der Apotheke zu beziehen.

Ein weiteres Mittel gegen die Übersäuerung ist sanuvis, welches Acidum L(+)-lacticum in verschiedenen Potenzen beinhaltet, es sind niedere Potenzen D4 + D6, als mittlere Potenz D12 und auch 2 hohe Potenzen D30 + D200 zur Ausleitung toxischer Milchsäure enthalten. Sanuvis habe ich in meiner Praxistätigkeit häufig eingesetzt, die Fließeigenschaft des Blutes wird verbessert und es wirkt der Alkalose des Blutes entgegen. Sanuvis ist als Tropfen, Tabletten, Salbe und in Ampullenform in Apotheken erhältlich.

Störungen im Säure-Basen-Haushalt können auch erfolgreich mit Citrokehl, der Zitronensäure, in verschiedenen Potenzen behandelt werden. Es ist für die Zellatmung ein sehr gutes Präparat. Dies ist in Ampullen, Tropfen und als Tablette erhältlich.

Weitere wichtige Arzneien zur Verhütung bzw. Heilung von Krebs sind:

**Mucokehl** in verschiedenen Verdünnungen als Kapseln, Tabletten, Suppositorien, Ampullen, Tropfen oder Salben in der Apotheke erhältlich. Der Wirkstoff ist Mucor racemosus. Chronische Entzündungen, Präkanzerose und chronische Schmerzen werden beeinflusst, vor allem spastischer Art.

**Nigersan** ist ebenfalls als Tropfen, Tabletten, Kapseln, Suppositorien oder in Ampullenform erhältlich. Der Wirkstoff ist Aspergillus niger (Schimmelpilz). Krebs, der aus der tuberkulinen Konstitution entsteht, wird positiv beeinflusst, ebenso Myome, Zysten und Adenome. Das Feuer des tuberkulinischen Miasmas wird abgeschwächt.

**Chrysocor** ist ein Placenta-Hydrolysat und dient in der Zellregenerationstherapie als Adjuvans. Es wird 1–3 x pro Woche intramuskulär gespritzt.

**Utilin-S D6** – Wirkstoff Mycobacterium phlei D6 – ist in Kapseln, Suppositorien und als Ampullen in der Apotheke erhältlich. Utilin-S D4/D6 wirkt stark immunmodulierend.

**Utilin D6** (Bacillus subtilis D6) dient der Immunmodulation.

**Recarcin D6** (Baciullus firmis D6) dient ebenso der Immunmodulation.

**Arthrokehlan „U" D6** – Corynebacterium sp. D6 – gibt es als Tropfen und in Ampullenform. Dieses Präparat wird zur anticarcinomatösen Therapie eingesetzt. Es moduliert die Abwehr nachhaltig.

**Spritzenserie**

8-wöchige Kur, 1x/Jahr, sowohl bei Präkanzerosen als auch bei bestehendem Tumor

| | |
|---|---|
| **1. Woche** | 1 ml Mucokehl D5<br>+ 1 ml Nigersan D5<br>+ 1 ml Utilin D6<br>+ 2 ml sanuvis<br>+ 1 ml cAMP D12<br>+ 1 ml Cystein Injeel<br>zusammen aufziehen, i.m. spritzen, 1x/Woche |
| **2. bis 4. Woche** | 1 ml Mucokehl D5<br>+ 1 ml Nigersan D5<br>+ 1 ml Utilin D6<br>+ 2 ml sanuvis<br>+ 1 ml cAMP D8<br>+ 1 ml Cystein Injeel<br>zusammen aufziehen, i.m. spritzen, 1x/Woche |
| **5. bis 8. Woche** | 1 ml Mucokehl D5<br>+ 1 ml Nigersan D5<br>+ 1 ml Utilin D4<br>+ 2 ml sanuvis<br>+ 1 ml cAMP D6<br>+ 1 ml Cystein Injeel<br>zusammen aufziehen, i.m. spritzen, 1x/Woche |

**Zusätzlich** und separat wird i.m. injiziert:

| | |
|---|---|
| **1. Woche** | 1 ml Utilin-S D6 (Holomed) |
| Danach **alle 3 Wochen** (insg. 3x) | 1 ml Utilin-S D4 (Holomed) |

**cAMP D8, D12, D30** wird zur Aktivierung von Enzymsystemen eingesetzt.

**Cystein Injeel** wird allgemein zur Entgiftung und bei Leberschäden eingesetzt.

## 8.3 Die Misteltherapie

Durch die Misteltherapie werden die Abwehrzellen, die Lymphozyten, Plasmazellen und Mastzellen, welche das Tumorwachstum hemmen, vermehrt. Die Menge geht parallel mit der Menge der verabreichten Mistelpräparate. Rudolf Steiner entdeckte die Mistel als Krebstherapeutikum. Später forschte P. G. Seeger über die Geschwulstabwehr von Viscum album. Die Krebszelle wird vernichtet, eine bindegewebige Abkapselung erfolgt. Sowohl bei Präkanzerosen, bestehenden Tumoren und Metastasen hat in meiner Praxis die Mistel gut geholfen. Rezidive und Metastasen konnten verhindert werden. Ein weit verbreitetes Mistelpräparat ist Iscador, erhältlich als Iscador M, P, Q und U. M steht für Apfelbaum, P für Kiefer, Q für Eiche und U für Ulme.

Ein weiteres Mistelpräparat ist Helixor A von der Tanne, Helixor M vom Apfelbaum und P von der Kiefer. Damit habe ich selbst viele Erfahrungen gesammelt.

**Helixor A** – Tannenmistel – ist gut geeignet, wenn die Patienten gleichzeitig Bestrahlung und Chemotherapie bekommen, wenn sie allergisch reagieren, wenn sie andere Mistelpräparate nicht vertragen und schon sehr reduziert sind, was ihren Allgemeinzustand betrifft.

Helixor A ist indiziert bei Hirntumoren, auch Hirnmetastasen, HNO Tumoren, Schilddrüsentumoren, Bronchial- und Prostatakarzinom.

**Helixor M** – Apfelbaummistel – ist besonders geeignet bei Unterleibstumoren und Magen-, Darm-, Leber- und Pankreastumoren, außerdem bei Harnblasenkarzinom und Mamma-Karzinom.

**Helixor P** – Kiefermistel – hat sich bewährt bei schlechtem Ansprechen auf die anderen Mistelsorten, bei fortgeschrittenen, metastasierenden Tumoren, ansonsten bei Hautkrebs (M.M., Spinaliom, Basaliom etc.), bei Sarkomen, Nierenkarzinom, Hodentumoren und Mamma-Karzinom.

Die Misteltherapie wird parallel zur Chemotherapie verabreicht, und zwar endet die Behandlung nach 5 Jahren, falls bis dahin Rezidivfreiheit besteht.

Falls Sie noch keine Erfahrung mit der Misteltherapie haben, können Sie anfangs Therapievorschläge unter der Telefonnummer 0800 9353-440 oder per E-Mail beratung@helixor.de erhalten.

## 8.4 Weitere Therapiemethoden

### 8.4.1 Die moderate Ganzkörperhyperthermie (Fiebertherapie)

Bei der moderaten Ganzkörperhyperthermie wird der Körper des Patienten im Fieberbett auf 39–41°C aufgeheizt. Wenn die Körpertemperatur nicht weiter ansteigt, der Höhepunkt des Fiebers erreicht ist, dann wartet man ca. 1 Stunde und schaltet anschließend das Gerät aus. Die Temperatur geht dann wieder zurück. Dieses Verfahren ist stark immunstimulierend und wird in der BioMed-Klinik in Bad-Bergzabern durchgeführt.

### 8.4.2 Vitamin C zur Immunmodulation

**Vorsorge** Bei entsprechender genetischer Belastung empfiehlt es sich, 2x/Jahr eine Serie von Vitamin C Infusionen 4 Wochen lang 3x wöchentlich zu verabreichen. Nach Harald Krebs soll die Dosis in der 1. Woche 200 ml NaCl + 15 g Vitamin C betragen, in der 2. Woche 400 ml NaCl + 30 g Vitamin C, in der 3. und 4. Woche ebenso 400 ml NaC + 30 g Vitamin C. Ich habe, wie Harald Krebs empfiehlt, nach jeder Vitamin C Gabe, sobald 15 g überschritten wurden, 1 Amp. Ubichinon comp. i.m. gespritzt. Die Erfolge waren sehr gut.

**Bei bestehendem Tumor** geht Harald Krebs in der Dosierung von Vitamin C sehr viel höher, damit habe ich selbst keine Erfahrung gesammelt.

### 8.4.3 Thymustherapie mit THX-Frischextrakt (nach Dr. Sandberg)

Es handelt sich hierbei um eine Behandlung mit einem Drüsenextrakt aus frischem Bries. Die Kälber sind etwa 12 Wochen alt. Der Extrakt wird aus der entnommenen Thymusdrüse zubereitet.

Dieser Frischextrakt muss im Kühlschrank bei 2–4° Celsius aufbewahrt werden. Er darf nicht gefrieren.

Die Thymustherapie wird eingesetzt bei Neoplasien, Immunschwäche, Allergien, Rekonvaleszenz und rheumatischen Erkrankungen. Meist spritzt man 90 ml i.m. oder s.c., auf 20 Injektionen verteilt, jeweils von Montag bis Freitag. Eine Wochenendpause sollte eingehalten werden.

Die Thymustherapie ist sehr gut mit anderen Naturheilverfahren kombinierbar.

### 8.4.4 Kur mit Plazenta-Frischextrakt

Die Plazenta ist ein sehr stark durchblutetes Organ, eines der gefäßreichsten Organe überhaupt im Organismus. Die Behandlung mit Plazenta-Frischextrakt dient deshalb auch der Durchblutung.

Ebenso aktiviert diese Arznei die körpereigene Abwehr; die Plazenta ist reich an Vitaminen.

Ich habe während meiner 45-jährigen Praxiszeit Alterungsprozesse, Krebsleiden, Gefäßkrankheiten, Depressionen und Immunschwäche damit erfolgreich behandelt.

Üblicherweise werden je 2 ml in 10 Sitzungen i.m. oder s.c. verabreicht, täglich von Montag bis Freitag, Samstag und Sonntag ist Wochenendpause. Auffrischungen können nach 3 Wochen etwa begonnen werden: 1x 2 ml alle 2–3 Wochen.

### 8.4.5 Kur mit PPX-Frischextrakt (Peyer'sche Plaques)

Die Peyer'schen Plaques befinden sich im Dünndarm und bestehen aus lymphatischem Gewebe. Der größte Teil der Abwehrzellen befindet sich dort.

PPX-Frischextrakt ist eine Arznei zur Stärkung der Abwehr; es handelt sich um ein Präparat, welches aus Kälbern gewonnen wird. Die T-Lymphozyten werden stimuliert.

Sehr gute Erfolge hatte ich auch bei gestörter Rekonvaleszenz nach Virusinfekt oder sonstiger schwerer Erkrankung. Oft habe ich PPX-Frischextrakt eingesetzt, wenn die Ursache der Erkrankung im Darm zu suchen war, auch bei schwerer, rezidivierender Candidamykose.

Bei der Behandlung werden 2–3x/Woche je 2,5 ml PPX s.c. oder i.m. verabreicht, insgesamt 15x. Nach kurzer Zeit spürt der Patient die Besserung, die dann etwa 10 Monate anhält.

### 8.4.6 Die Ozontherapie

Ozon dient als Prophylax und zur Therapie maligner Erkrankungen.

Ozon ($O_3$) ist Sauerstoff in „aktivierter" Form, bei seinem Zerfall entsteht „Sauerstoff in statu nascendi". Ozon ist sehr reaktionsfreudig und wird medizinisch bei Krebs sowohl zur Vorsorge als auch zur Behandlung und Nachbehandlung eingesetzt. Es geht hierbei um eine Reiztherapie.

Es gibt verschiedene Formen der Anwendung. Da es in unserem Fall um die Krebskrankheit handelt, wählen wir die „Große Eigenbluttherapie" nach Wolff aus. Diese wird hauptsächlich bei Krebs eingesetzt.

### Die Durchführung der „Großen Eigenbluttherapie“ nach Wolff

Aus der Armvene werden 100–120 ml Blut in eine Vakuum-Flasche entnommen. Man gibt 10 ml Natriumcitrat dazu, um die Blutgerinnung zu verhindern, dann kommt das Ozongas dazu, die Menge richtet sich nach dem Krankheitsbild. Das Ozon-Blutgemisch wird verschüttelt bis das Blut hellrot ist. Es wird dann sofort reinfundiert. Bei Blasenkrebs wählen wir eine Dosis zwischen 4000–6000 µm. 2x/Woche wird die „Große Eigenblutbehandlung“ durchgeführt, insgesamt meist 10x, dies 2x/Jahr. Es kommt auch auf die Konstitution des Patienten an und ist abhängig vom Krankheitsverlauf.

**Wirkungsmechanismus:** Bei allen Ozonanwendungen erfolgt eine Umstimmung durch den Reiz, der dadurch gesetzt wird, dass Blut ins Gewebe gegeben wird, entweder subkutan, intramuskulär, etc.

Ozon hilft bei Arteriosklerose, Hypertonie, erniedrigten Sauerstoffwerten, KHK, Zustand nach Herzinfarkt, Durchblutungsstörungen jeder Art, Migräne, Hörsturz, Netzhautschäden und vor allem bei Krebs. Sogenanntes dickes Blut, bedingt durch Vermehrung der roten Blutkörperchen, wird wieder flüssiger. Durch Ozon erfolgt eine Verbesserung der Beweglichkeit der Erythrozyten, eine Erhöhung der elektrischen Ladung roter Blutkörperchen, eine Senkung des Hämatokritwertes. Die Erythrozytenzusammenballung wird verringert, bei der Dunkelfeldmikroskopie sieht man, wie sich die Geldrollenbildungen der Erys nach Ozongaben auflösen, der Organismus wird wieder besser mit Sauerstoff versorgt. Der pO2 in den Arterien steigt an, in den Venen sinkt dieser ab. Das Fibrinogen wird verringert, die Thombozystose verschwindet, die Thrombozytenaggregation wird aufgelöst, kurz: Die Fließeigenschaft des Blutes wird optimiert, dadurch wird die Sauerstoffutilisation verbessert, der Übersäuerung des Gewebes wird entgegengewirkt, der pH-Wert steigt wieder an, die Blutzirkulation in den kleinen Gefäßen wird verbessert, Netzhautschäden und Nierenerkrankungen wird vorgebeugt.

Ganz wichtig: Ozon wirkt dem Gärungsstoffwechsel entgegen, was bei Krebs ganz entscheidend ist.

### 8.4.7 Die Hämatogene Oxydationstherapie (HOT)

Bei der Hämatogenen Oxydationstherapie (HOT) wird aus der Armvene 60–100 ml Blut entnommen, dies wird ungerinnbar gemacht. Durch Zugabe von medizinischem Sauerstoff entsteht eine Aufschäumung des Blutes, dies wird dann etwa 10 Minuten lang an einer Quecksilberlampe vorbeigeleitet. Die Aufschäumung dient der Oberflächenvergrößerung der einzelnen Erys und damit der besseren Sauerstoffaufnahme. Danach erfolgt die Reinfusion von etwa 10 Minuten. Insgesamt dauert die Behandlung 30–40 Minuten. Dies findet 1–2 x pro Woche statt. Eine Serie HOT bedeutet ungefähr 8 Sitzungen, 2x im Jahr, meist im Frühjahr und Herbst kommen die Serien zum Einsatz. Dies gilt, wenn es sich um Prophylaxen von Erkrankungen handelt. Bei bestehenden Krankheiten richtet sich die Dosierung nach der Art der Erkrankung und auch der Konstitution des Patienten.

Sauerstoffmangelzustände werden bei der HOT sowie bei der Ozonbehandlung therapiert, die Verbesserung der Fließeigenschaft des Blutes ist mit der durch Ozongabe vergleichbar. Ich habe in meiner Praxis die Möglichkeit gehabt, beide Therapien einzusetzen. Bei Blasenkrebs hatte ich stets 10 Ozontherapien angesetzt und anschließend 8 HOT-Sitzungen, beides 2x pro Jahr.

Und das Wichtigste: Auch die HOT wirkt dem Gärungsstoffwechsel bei der Krebskrankheit entgegen.

## 8.5 Die Bach-Blüten-Therapie

Bachblüten sind sowohl zur Vorbeugung vor als auch zur Behandlung von Krankheiten geeignet. Die Bachblütentherapie geht auf Dr. Bach zurück, der von 1886–1936 lebte. Es ist eine sehr milde, nebenwirkungsfreie Behandlung. Sie erfasst psychische und körperliche Störungen, welche meist, besonders in den Wechseljahren, zusammenhängen. Dr. Bach erkannte, dass körperliche Symptome ihre Wurzeln stets in psychischem Störungen haben; die körperliche Erkrankung ist oftmals nur Folge von seelischen Verletzungen.

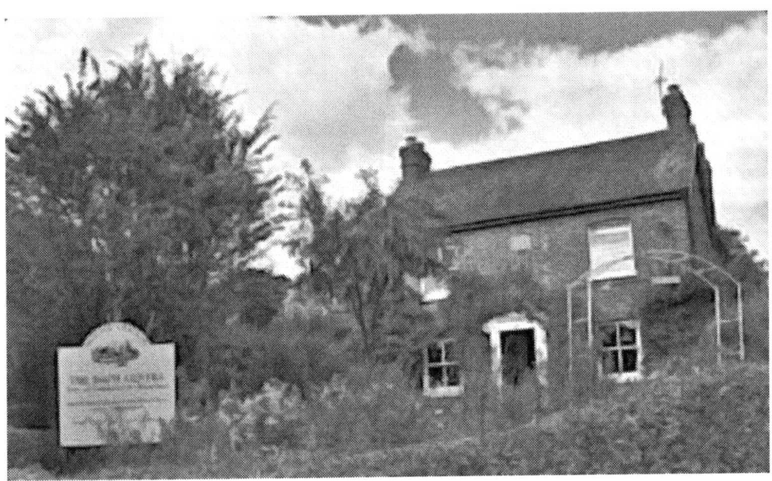

© Wikipedia. Haus von Dr. Edward Bach in Sotwell, England (in der Nähe von Oxford).

Es gibt 38 Bach-Mittel, von denen jede auf bestimmte psychische Merkmale passt, auf individuelle Charaktereigenschaften. Die körperlichen Beschwerden sind oftmals nur Folgezustände. 36 Bach-Mittel werden aus Blüten hergestellt, deshalb spricht man allgemein von Bachblüten, 2 Mittel werden nicht aus Blüten, sondern von Knospen und einem Wasser aus einer Heilquelle hergestellt. Es handelt sich dabei um Chestnut Bud und Rock Water.

Diese Bachblütentherapie lässt sich sehr gut mit anderen Naturheilverfahren, auch mit der Homöopathie, kombinieren. Als alleinige Behandlungsmethode ist die Bachblütentherapie besonders zur Vorbeugung von Krankheiten geeignet.

## Herstellung

Die Herstellung der Bachblüten erfolgt nach 2 Verfahren, einmal nach der Sonnen-Methode, zum anderen nach der Koch-Methode.

**Sonnen-Methode:** Die Blüten in voller Entfaltung werden an einem sonnigen Tag vor 9 Uhr morgens gepflückt und in eine mit

Quellwasser gefüllte Glasschüssel gelegt. Nach ca. 3 Stunden Sonneneinwirkung werden die Blüten entfernt, das Wasser in der Schüssel mit 40 % Alkohol (gleiche Menge) konserviert. Später wird diese Mischung im Verhältnis 1:240 verdünnt. Diese Verdünnung ist dann in den Apotheken als Stockbottle erhältlich.

**Koch-Methode:** Auch bei dieser Methode werden die Blüten ebenfalls vor 9 Uhr an einem sonnigen Tag gepflückt. Ein Emailletopf wird mit diesen zu 3/4 gefüllt und mit 1 Liter Quellwasser übergossen. Danach lässt man diese Zubereitung 1/2 Stunde sieden. Nach Abkühlung und Filtration wird diese im Verhältnis 1:1 mit 40 %igem Alkohol versetzt und nochmals im Verhältnis 1:240 verdünnt.

Die **Einnahme** der Bachblüten erfolgt durch die Direkt-Einnahme oder durch Vermengen mit Wasser in einem Glas und schluckweisem Trinken. In den meisten Fällen aber werden verdünnte Mischungen (in einem Einnahmefläschchen) angewandt.

**Direkt-Einnahme:** Die Mittel werden direkt aus der Stockbottle tropfenweise auf die Zunge gegeben. Meist reicht 1 Tropfen 2x/Tag aus, in Notsituationen kann man bis zur Besserung 1 Tropfen jede Stunde geben, danach seltener.

**Wasserglasmethode:** Man gibt meist 2 Tropfen auf ein Glas Wasser (Quellwasser oder abgekühltes, abgekochtes Wasser), danach trinkt man dieses Glas schluckweise aus, indem man die Lösung möglichst lange im Mund behält. Es werden zu Beginn etwa halbstündlich ein Schluck getrunken, später seltener, über den Tag verteilt, bis das Glas geleert ist.

**Einnahme-Fläschchen:** Man kauft in der Apotheke 30 ml Fläschchen mit Pipette. Auf 10 ml abgekochtes Wasser (oder Quellwasser) wird je 1 Tropfen der entsprechend ausgesuchten Bach-Blüten aus der Stockbottle gegeben. Das Fläschchen wird zu 2/3 mit Wasser gefüllt, das letzte Drittel wird mit Schnaps, oder bei Alkoholunverträglichkeit mit Apfelessig, aufgefüllt. Das dient der Haltbarmachung.

Aus diesem Einnahme-Fläschchen werden täglich meist 3–4x 4 Tropfen eingenommen oder auf das zu beeinflussende Chakra eingerieben. Die Dosis variiert je nach Beschwerdebild und Konstitution. Wenn die Bachblüten eingerieben und über die Haut vom Körper aufgenommen wurden, waren die Erfolge in meiner Praxis am besten.

**Rescue Tropfen:** Beim sogenannten Notfallmittel wird anders dosiert. Man gibt in kritischen Situationen 2–3x alle 10 Min. 2 Tropfen direkt auf die Zunge oder die Unterlippe, bei Bedarf stündlich weiterhin. Auf die schmerzenden Stellen empfiehlt es sich die Tropfen einzureiben. Im Notfallmittel (Rescue Tropfen), von Dr. Bach selbst zusammengestellt, ist Rock Rose, Star of Bethlehem, Impatiens, Clematis und Cherry Plum enthalten. Es hilft Krebspatienten bei Angst, Aufregung, schlimmer Nachricht, Schock, Ohnmacht, Herzrhythmusstörungen etc.

Und nun zu den einzelnen Blüten, die bei Angst vor Krebs, bei Präkanzerose und bei bestehendem Tumor helfen.

**Mimulus** – gefleckte Gauklerblume: Diese Blüte hilft Menschen in Angstsituationen, wenn sie sagen können, wovor sie Angst haben, z. B. vor dem Gespräch mit dem Arzt, vor dem Leiden, welches die Krankheit mit sich bringt, vor dem Sterben etc. Wenn diese Menschen die Blüte Mimulus bekommen, werden sie ruhiger und gelassener.

**Aspen** – Zitterpappel: Auch dies ist eine sogenannte Angstblüte und ist für Menschen geeignet, welche unter allgemeiner, oftmals unerklärlicher Angst leiden. Sie können ihre Angst oft nicht benennen, es besteht kein konkreter Anlass. Allgemeine Zukunftsangst ist oft das Thema. Aspen wirkt diesem Gefühl der Unsicherheit entgegen, die Menschen werden sicherer. Ich habe Mimulus und Aspen bei Krebspatienten oftmals kombiniert und sehr gute Erfolge gehabt.

**Rock Rose** – gelbes Sonnenröschen – hilft Panikattacken oder panikartige Zustände überwinden. Menschen, die durch schlimme Nachrichten oder unangenehme Erlebnisse oder z. B. in einer Prüfungssituation in Panik geraten, total ausrasten und durchdrehen, wird geholfen, wieder einen klaren Kopf zu bekommen. Rock Rose gehört zu den Angstblüten und wird eingesetzt, wenn die anderen Blüten wie Aspen und Mimulus nicht passend sind, weil der Zustand zu heftig, zu panikartig ist. In einem solchen Fall ist oft Rock Rose das Typenmittel und bringt Erleichterung. Bach hat selbst Rock Rose als Notfall-Mittel eingesetzt, bevor er es im Lauf seines Lebens mit anderen Blüten kombinierte. Heute sind in den Notfalltropfen (Rescue Remedy) 5 Blüten beinhaltet (Cherry Plum, Clematis, Impatiens, Star of Bethlehem und Rock Rose). Wenn nun panikartige Zustände immer wiederkehren oder über einen längeren Zeitraum anhalten, dann reagiert der Patient oft mit hohem Blutdruck und weiteren körperlichen Symptomen. In diesen Fällen hilft Rock Rose. Ich habe es über Jahrzehnte mit bestem Erfolg eingesetzt.

**Cherry Plum** – die Kirschpflaume – ist für Patienten geeignet, die unter großem seelischen Druck stehen, die stets kurz vor dem Durchdrehen sind. Diese haben das Gefühl, jeden Augenblick zu explodieren, die Kontrolle über sich zu verlieren. Diese Personen müssen das Loslassen lernen. Wenn ein Mensch emotional immer unter Druck steht, bekommt er oft einen hohen Blutdruck, manchmal kommt es dabei sogar zu Blutdruckkrisen und drohendem Schlaganfall. Wenn derart veranlagte Menschen mit der Bachblüte Cherry Plum behandelt werden, werden sie wieder gelassener, ihr Gefäßsystem steht nicht mehr unter einem solch hohen Druck. Diese Blüte hilft den Krebspatienten, wenn sie unter panikartiger Angst leiden und kurz vor dem Durchdrehen sind.

**Olive** – Olivenbaum – ist für Menschen geeignet, die an psychischer und körperlicher Erschöpfung leiden, meist an beidem. Bei allen Schwächezuständen wird es eingesetzt und hilft prompt. Natürlich muss sich der Mensch auch die nötigen Ruhepausen gönnen. Bei Herzschwäche, worüber die Krebspatienten oftmals klagten, ließ ich die Tropfen über der Herzgegend einreiben, meist 4 x 4 Tropfen vom Einnahmefläschchen oder bei Bedarf 1 Tropfen pur aus der Stockbottle.

**Agrimony** – Odermenning – auch diese Blüte wird gerade bei der Krebskrankheit oftmals eingesetzt. Hilft Menschen, die diese schlimme Diagnose nicht wahrhaben wollen, die sie zu verdrängen versuchen. Die Patienten werden mutiger, sie stellen sich den Konflikten. Es hilft auch bei Schmerzzuständen, der bekannte Bachblütentherapeut Götz Blome rät, diese Essenz zusammen mit den Notfalltropfen zu mischen und bei Schmerzen einzusetzen.

**Larch** – Lärche: Diese Blüte ist gut für Menschen, die unter mangelndem Selbstvertrauen, Minderwertigkeitsgefühlen leiden. Die Diagnose Krebs erhöht bei ihnen den Mangel an Selbstvertrauen. Wenn die Patienten diese Blüte bekommen, werden sie selbstsicherer und können ihre Krankheit besser verkraften.

**Willow** – Weide: Diese Blüte ist für Menschen geeignet, welche mit dem Schicksal hadern. Die verbittert sind und glauben, dass sie dieses Schicksal keinesfalls verdient haben. Willow macht die Menschen gelassener und versöhnlicher, sie nehmen ihr Schicksal besser an.

**Mustard** – Wilder Senf – hilft Menschen, die in eine Depression verfallen, meist von Natur aus schwermütig sind. Sie haben an nichts mehr Freude. Mustard baut den Pessimismus ab, die depressive Gemütslage schwindet mit der Zeit, die Menschen können sich langsam wieder freuen. Es empfiehlt sich manchmal, Mustard mit **Star of Bethlehem** – Doldiger Milchstern – zu kombinieren, wenn die Patienten z. B. von der Nachricht über die schwere Erkrankung Schaden genommen haben und seitdem traumatisiert sind.

Die Bachblüte **Oak** war meinen Patienten öfters große Hilfe, wenn diese oft sinnlos, verbissen gegen ihre Krankheit ankämpften, besonders, wenn die körperlichen Kräfte schon stark zurückgegangen waren. Die Sturheit, Unnachgiebigkeit, manchmal sogar Verbissenheit wird positiv beeinflusst, die Menschen werden viel entspannter, auch der Todeskampf wird erleichtert.

Ein geübter Bach-Blüten-Therapeut stellt ohne Probleme die geeigneten Bach-Blüten für Sie zusammen. Die Liste der Bach-Blüten ist im Anhang auf Seite 135 zu finden.

## 8.6 Erfolgreiche Schmerzbekämpfung ohne Nebenwirkung

Man kann die Krebsschmerzen auch biologisch bestens bekämpfen, z. B. mit der Arznei Serpalgin der Firma Horvi. Diese Firma hat noch ein weiteres Präparat gegen Schmerzen, es heißt Bufomarin mite und forte. Beide Arzneien sind Enzyme, **Bufomarin mite/forte** ist aus Bufo marinus hergestellt, **Serpalgin** ist ein Enzym-Wirkkomplex aus dem Tiergift der Schlangen Vipera ammodytes, Lachesis muta und Naja tripudians.

**Bufomarin** mite und Bufomarin forte liegen in Tropfenform vor. Es werden 5x täglich 8–10 Tropfen eingenommen. Es wirkt hervorragend gegen Tumorschmerzen.

**Serpalgin** liegt in Tropfenform und in Ampullen vor, auch als Salbe ist es erhältlich. Bei starken Schmerzen spritzt man täglich 2 Ampullen Serpalgin i.m., bei den Tropfen gibt man täglich 5x 8–10 Tropfen, je nach Beschwerdebild und Konstitution des Patienten. Serpalgin Salbe kann nach Bedarf eingerieben werden. Ich habe mit den Horvi Arzneien sehr gute Erfahrungen gemacht. Viele Patienten konnten so im Laufe der Zeit starke Analgetika, wie z. B. Tramadol (Tramal) oder Tilidin (Valoron-N), wieder weglassen.

Ganz hervorragende Arzneien, die Schmerzen teilweise ganz eliminieren können, findet man in der **Homöopathie**:

**Phytolacca** – die Kermesbeere – (s. Seite 78) ist sehr gut geeignet gegen Schmerzen, welche stechend sind, oftmals gehen die Stiche durch den ganzen Körper. Phytolacca eignet sich sehr gut bei Neuritiden. Die Schmerzen schießen ein und sind lanzierend.

Sehr gut ist auch die Wirkung bei Verdünnung von Phytolacca im Verhältnis 1:4, diese Tinktur wird eingerieben. Der Erfolg tritt schnell ein.

**Arsenicum album** – bei Arsen brennt der Schmerz wie Feuer, der Schmerz kommt oft periodisch, nachts erreichen die Beschwerden ihren Höhepunkt.

**Cedron** – einschießende, lanzierende Schmerzen, Periodizität ist das Kennzeichen.

**Radium bromatum** – schwere anhaltende Schmerzen im ganzen Körper, Brennen der Haut. Hilfreich bei Radiumverbrennungen, über Frankreich zu beziehen.

**Passiflora incarnata** – heftige Schmerzen, verbunden mit Krämpfen, oft handelt es sich um Nervenschmerzen, diese Arznei wirkt sehr beruhigend, hilft beim Einschlafen.

**Petasites officinalis** – Pestwurz – bei Schmerzen in den Harnwegen und bei Pylorusschmerzen besonders geeignet, aber auch allgemein bei Schmerzen einsetzbar. Damit habe ich oft gute Erfahrung gemacht.

Große Hilfe bringt auch das Anlegen eines **Cantharidenpflasters**. Dieses wird über oder neben der schmerzenden Stelle aufgelegt, je nachdem ob man eine Schmerzaus – oder -ableitung erzielen möchte. Stärkste Schmerzen, in der Tiefe sitzend, bohrend, klopfend verschwinden oft nach einem Tag.

Der **Baunscheidtismus** hilft bei mehr oberflächlichen Schmerzen, bei Neuritiden.

Von den **Bachblüten** ist auch Hilfe zu erwarten, vor allem ist dies eine äußerst milde Therapie, welche über Monate ihren Einsatz finden kann, wenn die Schmerzen nicht allzu stark sind als alleinige Therapie, ansonsten natürlich zusätzlich.

Es werden z. B. 5 ml Rescue Tropfen und 1 ml Agrimony in einem Fläschchen mit Pipette oder Tropfeinsatz gemischt, man kann stündlich 4 Tropfen auf die Zunge geben, bei Bedarf auch öfter.

Dieser Rat stammt von Dr. Blome, der mich unterrichtete.

## 8.7 Für die letzte(n) Stunde(n)

**Arsenicum album** D30, 2 Globuli bei Bedarf, dies nimmt dem Patienten die Angst und gibt inneren Frieden.

**Carbo vegetabilis** D30, ebenso 2 Globuli bei Bedarf, erleichtert den Sterbevorgang allgemein.

Auch **Bachblüten** können eingesetzt werden:

**Mimulus**, bei Bedarf (etwa 3–4x täglich) 1 Tropfen aus der Stockbottle auf die Unterlippe oder Zunge geben oder über der Herzgegend einreiben, zusätzlich:

**Rock Rose**, bei Bedarf (etwa 3–4x täglich) 1 Tropfen aus der Stockbottle auf die Unterlippe oder Zunge geben oder einreiben, falls der Patient sehr unruhig ist. Mimulus und Rock Rose nehmen die Angst weg, der Patient wird ruhig.

# Teil II

# Verhütung und Heilung der Niereninsuffizienz

Die Niere hat die Aufgabe der Harnbereitung. Es sollen dadurch Stoffwechselprodukte wie Kreatinin, Harnstoff und Harnsäure ausgeschieden werden, außerdem Medikamente und andere für den Körper giftige Stoffe.

Der Wasser- und Salzhaushalt wird von der Niere reguliert, sowie das Säure-Base Gleichgewicht.

Die Niere produziert zwei sehr wichtige Hormone: das Renin, welches den Blutdruck reguliert, und das Erythropoetin, welches die Erythrozytenbildung im roten Knochenmark anregt.

Es geht in diesen Seiten darum, die Niereninsuffizienz, Nierenschwäche oder Funktionsstörung der Niere aufzuhalten. Die Niereninsuffizienz schreitet stets fort, manchmal ganz langsam, manchmal rapide.

Die Ursachen der Niereninsuffizienz sind eine nicht ausreichend behandelte Pyelonephritis, eine chronische Blasenentzündung, welche zu spät behandelt wird und zur Niere aufsteigt, die Entzündung der Nierenkörperchen, Glomerulonephritis genannt, die auch eine chronische Verlaufsform annehmen kann, und die diversen Autoimmunerkrankungen mit Gefäßbeteiligung. Auch die Kollagenasen haben eine Gefäßentzündung bei ungünstigem Verlauf. Der Diabetes mellitus und der Bluthochdruck sind große Risikofaktoren und müssen sorgfältig behandelt werden, um nicht nach Jahrzehnten der Auslöser der Niereninsuffizienz zu sein. Auch Nierensteine, die rezidivieren, können einen Stau verursachen und die Niere auf Dauer schädigen. Und leider kann sich auch ohne erkennbare Ursache eine Niereninsuffizienz entwickeln.

Es gilt, im folgenden Kapitel die genannten Krankheiten, welche oft Ursache für die gefürchtete Niereninsuffizienz sind, homöopathisch unter Berücksichtigung der chronischen Miasmen auszuheilen, um einen Dauerschaden zu vermeiden.

# 9 Verschiedene Risikoerkrankungen

## 9.1 Die Blasenentzündung

Beginnen wir mit der Behandlung der Blasenentzündung, welche gut ausheilen muss, nicht chronisch werden darf und auf keinen Fall zur Niere aufsteigen darf. Die Nierenbeckenentzündung, welche aus einer nicht ausreichend behandelten Blasenentzündung entsteht, kann unter Umständen einen chronischen Verlauf nehmen und im schlimmsten Fall zu einer Niereninsuffizienz führen. Bei den ersten Anzeichen einer Blasenentzündung sollte man sich gut warm halten, für warme Füße sorgen, eventuell heiße Fußbäder machen, viel trinken – hauptsächlich abgekochtes Leitungswasser – , und immer wieder für Ruhepausen im hektischen Alltag sorgen. Stress tut der Blase nicht gut, so wenig wie Kälte und Nässe. Wenn diese Maßnahmen nicht zur Beschwerdefreiheit führen, dann muss man an das passende homöopathische Mittel denken. Im ersten Teil dieses Buches ist dieser Weg beschrieben. Und bei einer chronisch rezidivierenden Cystitis darf auch die Nosode nicht fehlen. Ich denke an die Erbnosode Tuberculinum, da das tuberkulinische Miasma Auslöser dieser lästigen Erkrankung ist. Welche Nosode, ob Tuberculinum Koch, Tuberculinum avis, Tuberculinum bovinum, Tuberculinum Spengler oder Tuberculinum Marmor, die passende Arznei ist, muss ein erfahrener Homöopath entscheiden. Jede Nosode hat ihr eigenes Arzneimittelbild.

Es muss auf jeden Fall verhindert werden, dass der Infekt zur Niere aufsteigt. Die ersten Anzeichen, dass die Entzündung das Nierenbecken befallen hat, sind Fieber, Schüttelfrost, Schmerzen im Nierengebiet, einseitig oder doppelseitig, Rückenschmerzen, Abgeschlagenheit u.s.w. Ein Patient mit dieser Symptomatik gehört sofort ins Bett. Zwingende Bettruhe für 1–2 Wochen. Auch nach Fieberfreiheit sollte man dringend noch 2 Tage das Bett hüten. Diese Maßnahmen schützen vor Rückfällen, welche bei dieser Krankheit fast vorprogrammiert sind. Sollte es irgendwann dennoch zu einem Rezidiv kommen, Brennen beim Wasserlassen, häufiges Wasserlassen u.s.w., dann sollten die Patienten ein Notfallpäckchen zur Hand haben, je nach Typ des Patienten. Man muss den Patienten gut kennen und wissen, ob er sich die dauernden Entzündungen durch Kälte, Nässe oder Stress zuzieht. Je nach Symptomatik und Auslöser kann man dem Patienten ein Notfallpäckchen z. B. mit in den Urlaub geben, welches er in den ersten Tagen selbständig einnehmen kann. Er kann auch telefonieren, wenn er unsicher ist.

Wenn es sicher ist, dass der Patient z. B. die Blasenentzündung durch Kälte bekommt und er stets über Brennen klagt, dann gebe ich ihm Cantharis D30 5 Globuli, Berberis D30 5 Globuli und Eupatorium purpureum D30 5 Globuli als Notfallmedikation mit auf die Reise. Diese Mittel werden im Abstand von 1 Stunde gelutscht, und der Vorgang kann 1–2x pro Tag über mehrere Tage wiederholt werden, bis der Patient Kontakt mit mir aufnehmen kann. Auf diese Weise kann auf ein Antibiotikum verzichtet werden, welches in einer Notfallambulanz in der Klinik eigentlich immer gegeben wird.

Man muss selbstverständlich den Auslöser der Entzündung gut kennen, der Patient muss schon mehrfach in der Vergangenheit über Kälteempfindlichkeit geklagt haben, wenn Eupatorium purpureum in Frage kommt. Bei übel riechendem Urin muss man noch an Belladonna D30 denken oder als allerletzte Waffe an notakehl D5 Tropfen. Davon können 5 x 10 Tropfen pro Tag in die Nase hochgezogen werden, solange bis sich der Patient bei mir vorstellt. Die genannten Arzneien sind alles Notfallmittel, Erstmittel, um ein Antibiotikum zu vermeiden. Die Blasenentzündung muss bei den ersten Anzeichen behandelt werden, damit diese ganz ausheilt und nicht zur Niere aufsteigt und dieses Organ schädigt.

Ein Blasentee kann regelmäßig getrunken werden zur Vermeidung von Rückfällen.

Die Zusammensetzung ist folgende:

- 20 g Birkenblätter
- 20 g Goldrutenkraut
- 20 g Orthosiphonblätter (Katzenbartblätter)
- 30 g Bärentraubenblätter
  (Bärentraubenblätter brauchen einen alkalischen Urin, um ihre Wirkung zu entfalten)
- 10 g Pfefferminzblätter

1 Esslöffel Teemischung mit 150 ml (1 Tasse) kochendem Wasser übergießen, 10 Minuten ziehen lassen, abseihen, ca. 4 Tassen pro Tag warm trinken.

## 9.2 Pyelonephritis (Nierenbeckenentzündung)

Dieser Begriff sagt aus, dass sowohl das Nierenbecken als auch das Nierengewebe entzündet ist. Ursächlich sind Bakterien schuld. Diese wandern von der Blase über den Harnleiter ins Nierenbecken und ins Nierenmark.

Verschiedene anatomische Ursachen begünstigen den Aufstieg, z. B. Harnstau durch Nierensteine, eine Weitstellung der Harnleiter in der Schwangerschaft u.s.w. Die Pyelonephritis kommt öfters einseitig vor und kann auch plötzlich ohne Blasenentzündung auftreten. Bei den ersten Anzeichen – Schmerzen im Rücken, oftmals in den Unterleib ausstrahlend, Abgeschlagenheit, Fieber, Schüttelfrost, kalte und heiße Schweiße im Wechsel, eventuell Schmerzen beim Wasserlassen, Übelkeit, Kopfschmerzen – soll man einen Arzt aufsuchen, ein homöopathischer Arzt wird die genaue Ursache finden und mit dem entsprechenden Arzneimittel behandeln.

In Frage kommen, je nach Arzneimittelbild:

**Orale Medikation:**

Belladonna
Cantharis
Sarsaparilla
Berberis vulgaris
Dulcamara
Apis mellificia
Arsenicum album
Pyrogenium
Eupatorium purpurea

Bettruhe ist dringend angezeigt, wie weiter oben beschrieben, um Chronizität zu vermeiden. Rezidivierende Pyelonephritiden sollen unbedingt vermieden werden, die Blasenentzündung soll sofort behandelt werden, um ein Aufsteigen zu vermeiden. Schwitzen und Zugluft sollten vermieden werden sowie starke Temperaturunterschiede, auch beim Sport. Wenn man stark schwitzt, soll die Kleidung sofort gewechselt werden, auch der nasse Badeanzug soll ausgetauscht werden.

Sollte es dennoch zu Rezidiven kommen, muss das zugehörige Miasma berücksichtigt werden. Man stößt meist immer wieder auf die Tuberkulinie bei gründlicher Anamnese. Die entsprechende Nosode muss eingesetzt werden. Diese Behandlung geht in verschiedenen Potenzen über 1–2 Jahre oder länger. Wenn die Pyelonephritis chronisch rezidivierend auftritt, dann kann man versuchen mit der Ernährung positiv entgegenzuwirken. Vegetarische Ernährung empfiehlt sich, Kuhmilchprodukte sollten reduziert werden. 1 Liter abgekochtes, abgekühltes Leitungswasser sollte täglich, über den Tag verteilt, getrunken werden, am besten schluckweise. Auf diese Weise werden die Nieren gut durchgespült. Bakterien werden ausgeschwemmt. Es empfiehlt sich auch, Nierentee nach Prof. Müller einige Wochen täglich zu trinken, dann legt man eine mehrwöchige Pause ein und macht dann wieder eine 6-wöchige Trinkkur u.s.w.

Folgende Rezeptur sollte man in der Apotheke abgeben:

Rp.

Foliae Betulae
Hb. Hernariae
Hb. Solidaginis
Fol. Orthosiphonis āā ad 200.0

2–3 EL mit 1 Liter kochendem Wasser übergießen, mindestens 3 Stunden ziehen lassen und über den Tag verteilt trinken.

Was die Hobbys betrifft, wäre ich bei chronischer Pyelonephritis mit Wassersport vorsichtig. Ausdauertraining wie z. B. Wandern ist sehr gut. Auch alle anderen Sportarten an der frischen Luft sind geeignet. Vorsicht, wenn Sie stark schwitzen. Immer wieder abfrottieren und neue Wäsche anziehen.

Und nun zu einer Nierenentzündung, die weit mehr gefürchtet ist: die Glomerulonephritis.

## 9.3 Die Glomerulonephritis

Es gibt eine akute postinfektiöse Form und eine chronische Form. Bei dieser Erkrankung sind die Nierenkörperchen entzündet.

Innerhalb von 1–3 Wochen nach einer Streptokokkeninfektion der Mandeln oder z. B. der Zahnwurzeln kommt es zu einer Antigen-Antikörper-Reaktion. Viren können in seltenen Fällen auch Auslöser sein. Die Symptome sind: Hämaturie, Ödeme, hoher Blutdruck und Proteinurie. Beidseitig sind die Nierenkörperchen entzündet und zwar immer alle Nierenkörperchen.

Bei Kindern heilt die Erkrankung meist vollständig aus, bei Erwachsenen kann auch eine chronische Form entstehen und in Nierenversagen enden.

Bei der sogenannten chronischen Glomerulonephritis liegt keine Streptokokkeninfektion in der Anamnese vor. Ein anderes Immungeschehen liegt dieser Krankheit zugrunde. Nach Erbfaktoren wird geforscht. Der Krankheitsprozess ist oft schleichend. Hämaturie, Proteinurie, Hypertonie und allgemeines Krankheitsgefühl sind kennzeichnend. Die Prognose ist schlecht.

Die Behandlung muss bei den ersten Anzeichen einsetzen, das zugehörige Miasma muss mit einbezogen werden.

Folgende homöopathische Arzneien werden je nach Arzneimittelbild: Arsenicum album, Pyrogenium, Mercurius corrosivus, Aurum chloratum, Cantharis, Phosphorus, Belladonna, Aconitum, Dulcamara und Hepar sulphuris.

## 9.4 Nierensteine

Nierensteine müssen nicht nur entfernt werden, sondern die erneute Bildung muss verhindert werden. Es gibt verschiedene Arten von Nierensteinen.

**Den Harnsäuresteinen** kann man diätetisch entgegenwirken. Speisen mit viel Harnsäure sollen gemieden werden, das wären Innereien, Fisch (Hering und Sardinen), Fleisch und Hülsenfrüchte. Alkohol soll stark eingeschränkt werden, ebenso Kaffee. Phosphatsteine entstehen durch Infekte der Harnwege. Nierensteine und Infekte der Harnwege begünstigen sich gegenseitig.

**Kalziumhaltigen Steinen** können Sie mit Verzicht auf Spinat, Nüsse, Rhabarber, Kakao und Schokolade entgegenwirken. Auch tierisches Eiweiß allgemein sollte eingeschränkt werden. Vegetarier haben nur ganz selten Nierensteine. Tierisches Eiweiß senkt den pH-Wert im Urin, die Kalziumausscheidung steigt.

Es kommen verschiedene homöopathische Arzneien zum Einsatz, je nach Konstitution: Lycopodium, Berberis, Solidago und Arnica.

Auch ein Nierensteintee sollte in schmerzfreiem Intervall getrunken werden, es empfiehlt sich 1 x pro Woche und natürlich bei Bedarf.

Die Zusammensetzung ist folgende:

Herba anserinae
Fructus juniperi
Fructus petroselini
Hb. Herniariae
Rx Taraxaci c. Herba ää ad 200,0

8–10 TL mit 1 Liter kochendem Wasser übergießen, 20 Minuten ziehen lassen, 1 Liter innerhalb 1 ½ Stunden trinken und viel bewegen, z. B. Seil hüpfen, Treppen gehen.

Auf diese Weise wird die Niere geschont, es kommt zu keinem Stau.

Zwischendurch trinken manche Patienten 2 x pro Woche einen Tee, der den Harn verdünnt und die Harnwege durchspült.

Rp. Foliae Betulae
Herba Solidaginis
Herba Hernariae
Fol. Orthosiphonis ää ad 200,0

1 TL pro Tasse mit kochendem Wasser übergießen, einige Stunden ziehen lassen, 5 Tassen pro Tag trinken. Das Kochwasser muss sprudeln, damit alle Stoffe gelöst werden.

Eine weitere vorbeugende Maßnahme empfiehlt N. Enders, Homöopath:

Calculi renales D10, morgens 1 Tablette lutschen

+ Rubia tinctorum D1, 3 x 1 Tablette pro Tag, 6 Wochen lang

danach:

Hernarie glabra D1, 3 x 1 Tablette pro Tag, 6 Wochen lang

Diese Kur kann man 2 x im Jahr durchführen. Sie passt zum Nierensteintee.

Sowohl vorbeugend als auch bei bestehenden Steinen gibt es folgende homöopathische Arzneien, welche je nach AMB eingesetzt werden:

**Berberis vulgaris:** Schneidender Schmerz vor dem Wasserlassen. Der Urin ist heiß und dunkel.

**Lycopodium:** Ein roter Satz fällt auf. Es handelt sich um einen sehr konzentrierten, gefärbten Urin.

**Acidum benzoicum:** Der Urin ist übelriechend, braun und enthält zu viel Harnsäure.

**Arsenicum album:** Der Urin brennt und enthält viel Eiweiß und Blut.

**Solidago:** Es besteht Nierenschmerz. Dysurie, Eiweiß, Blut und ein spärlicher Urin sind kennzeichnend.

**Acidum oxalicum:** Der Urin enthält Oxalate, Brennen in der Urethra und häufiges Wasserlassen fallen auf. Der Urin ist reichlich.

**Lithium carbonicum:** Der Urin ist trüb und spärlich, Schmerzen in der Nierengegend sind die Kennzeichen dieser Arznei.

Sitzbäder mit Heublumen und Schiele-Fußbäder sind auch ratsam, ebenso eine Eigenbluttherapie mit dem Hämaktivator-N nach Dr. Höveler:

| | |
|---|---|
| 1. Woche: | 3 x pro Woche Mischinjektion intramuskulär<br>5,0 ml aktiviertes Eigenblut plus<br>1 Ampulle Calculi H |
| 2. - 6. Woche: | 2 x pro Woche Mischinjektion wie oben beschrieben. |

Diese Eigenbluttherapie empfiehlt Harald Krebs bei bestehenden Steinen als auch im Intervall.

## 9.5 Zystennieren

Die Zysten in den Nieren können wachsen und die Nierengebiete immer mehr verdrängen. Hier brennt das tuberkulinische Feuer. Man muss es abschwächen, indem man konstitutionell unter Berücksichtigung des zugehörigen Miasmas das passende homöopathische Arzneimittel sucht. Apis und Iodum kommen immer wieder vor, mal in D30, ein anderes Mal in D6 oder als Hochpotenz in D200. Cantharis D6 ist oftmals als Begleitmittel angezeigt, wenn ein Brennschmerz vorliegt. Auch hier muss die Nosode Tuberculinum zum Einsatz kommen. Das gesunde Nierengewebe muss möglichst erhalten werden; die Zystennieren führen manchmal schon in jugendlichem Alter zur Dialyse, oftmals erst im Alter oder auch niemals.

## 9.6 Autoimmunerkrankungen

Bei der Gruppe der Autoimmunerkrankungen mit Gefäßbeteiligung, wobei die kleinen Gefäße der Niere entzündet sind, handelt es sich um Kollagenosen bzw. Vasculitiden. Einige wichtige Krankheiten sind Lupus erythematodes, Panarteriitis nodosa oder Wegener'sche Granulomatose. Bei all diesen Erkrankungen muss das homöopathische Konstitutionsmittel bestimmt werden. Das zugehörige Miasma muss berücksichtigt werden, denn auch diese Erkrankungen können zur Dialyse führen.

Beim **Lupus erythematodes** handelt es sich um eine Erkrankung mit schwerer fortschreitender Gewebszerstörung. Es ist eine Autoimmunerkrankung, wobei es in den verschiedenen Organen zur Gefäßentzündung kommen kann. Pleuritis, Endocarditis und Nephritis sind die Komplikationen. Die Haut ist dabei immer entzündlich gerötet. Es kommt zur Bildung von Autoantikörpern gegen Bestandteile der Zellkerne. Die entstehenden Immunkomplexe lagern sich an die Gefäßwände an und verursachen die Entzündung. Die homöopathische Behandlung muss zeitig einsetzen. Die Nosode Tuberculinum muss hier zum Einsatz kommen.

Bei der **Panarteriitis nodosa** handelt es sich um eine Gefäßwandentzündung der kleinen und mittleren Arterien. Betroffen sind die Gefäße der Niere, des Herzens, der Leber, des Darmes, der Haut und der Gelenke. Es kommt dadurch zur Niereninsuffizienz.

Die **Wegner'sche Granulomatose** ist eine Gefäßerkrankung, die meist Männer betrifft und ebenso zur Niereninsuffizienz führen kann. Gefäßentzündungen in der Niere sind sehr gefährlich und müssen bei den ersten Anzeichen homöopathisch behandelt werden.

## 9.7 Progressive, systemische Sklerodermie

Es handelt sich um eine Autoimmunerkrankung des Gefäßbindegewebes. Die Krankheit verläuft in Schüben und kann außer Herz, Leber, Lunge, Haut auch die Nieren befallen und tödlich enden. Auch hier muss so schnell wie möglich Hilfe einsetzen.

## 9.8 Gefäßverkalkung

Die Nierenarterien können ebenso wie die anderen Gefäße im Körper verengt sein und zwar durch Arteriosklerose. Die Stenosen entstehen wie auch in den anderen Gefäßen (Herz, Bauch, Beine) durch Ernährungsfehler, wie bei der Blutzuckerkrankheit, dem hohen Blutdruck und der Adipositas. Der Zuckerkonsum und das Rauchen sowie der übermäßige Eiweißkonsum müssen stark eingeschränkt werden.

## 9.9 Diabetische Nephropathie

Bei etwa 30 % der Diabetiker (Typ I und Typ II) gleichermaßen entstehen Nierenschäden, allerdings erst nach vielen Jahren (oftmals nach ca. 20 Jahren). Die Patienten spüren nichts von ihren Folgeschäden, der Arzt bemerkt Eiweiß im Urin, eventuell geht das jahrelang so, und nach langer Zeit, nach nochmals 5–10 Jahren steigt im Blut der

Kreatininwert an, manchmal auch der Harnstoffwert. Man muss als erstes die Arznei überprüfen, ob keine nierenschädigenden Medikamente eingenommen werden. Und das Wichtigste: Der Diabetes muss gut eingestellt werden und auch der Blutdruck.

An hömoöpathischen Arzneien kommen Phosphorus, Syzygium jambolanum, Datisca cann., Natrium muriaticum, Uranium nitricum, Calcium carbonicum, Sulphur, Acidum phosphoricum, Kreosotum und Arsenicum album in Frage, je nach AMB. Auch Iodum und Barium carbonicum darf nicht vergessen werden. Eine recht strenge Diät muss eingehalten werden, die Ernährung muss dem Diabetes gerecht werden und der Niereninsuffizienz.

Nierentee nach Prof. Müller sollte regelmäßig getrunken werden. In der Apotheke gibt man folgendes Rezept ab:

Rp.

Foliae Betulae
Hb. Hernariae
Hb. Solidaginis
Fol. Orthosiphonis āā ad 200.0

2–3 EL mit 1 Liter kochendem Wasser übergießen, mindestens 3 Stunden ziehen lassen und über den Tag verteilt trinken.

Man kann diesen Tee mit dem Blutzuckertee nach Prof. Müller mischen oder abwechselnd trinken. Die Ernährung ist sehr wichtig und auch die Blutzuckerwerte sollten nüchtern 110ml/dl betragen. Nach der Mahlzeit dürfen die Werte bei 160ml/dl liegen. Der HbA1c-Wert — der Langzeitwert — sollte unter 7 % liegen. Der HbA1c-Wert gibt Auskunft über die Werte in den letzten 8–10 Wochen. Der erste Hinweis auf eine Nierenschädigung ist die Eiweißausscheidung im Urin, die zuerst noch gering ist, später aber stärker wird. Dann, manchmal erst nach Jahren, gehen die Werte im Blut hoch, der Kreatininwert, der Harnstoff und die Harnsäure steigen an.

Und auch beim Diabetes mellitus lodert meist das tuberkulinische Feuer. Wenn dann noch eine Nephropathie besteht, muss man wirklich hart arbeiten, um es zum Ersticken zu bringen oder manchmal auch nur abzuschwächen. Wie man bei den Patienten das tuberkulinische Miasma erkennt, habe ich im Kapitel 4.7 beschrieben, und die zugehörigen Arzneien habe ich auch aufgezählt, selbstverständlich auch die verschiedenen tuberkulinischen Nosoden. Nur so kann man dem Patienten helfen.

# 10 Bluthochdruck

Der hohe Blutdruck, der die Niere schädigt, kann Ursache für ein Nierenversagen sein. Der gemessene Wert sollte 130/80 mmHg betragen. Um diesen Wert dauerhaft zu erreichen, muss meist mit einer Ernährungsumstellung begonnen werden. Der Salzkonsum sollte auf weniger als 6 gr pro Tag eingeschränkt werden. Vermeiden Sie Fertiggerichte und Dosenprodukte, kochen Sie alles frisch mit wenig Salz. Essen Sie wenig tierische Produkte. Die Eiweißlieferanten tierischer und pflanzlicher Art sind in der Tabelle aufgelistet:

Tabelle 10.1: Eiweißlieferanten

| **tierischer Art** | **pflanzlicher Art** |
|---|---|
| jedes Fleisch | Getreide |
| Fisch | Linsen / Bohnen / Erbsen |
| Meeresfrüchte | Nüsse |
| Milch | Samen |
| Ei | jedes Gemüse |

Hoher Eiweißkonsum fördert die Zähflüssigkeit der Körpersäfte, Blut und Lymphe dicken ein, die roten Blutkörperchen werden unbeweglich, starr, kleben zusammen und können sich dann kaum noch durch die kleinen Blutgefäße schlängeln, welche dann verstopfen. Eine Säurestarre ist oft die Folge. Die Säurestarre kann in der Folge Gefäße verstopfen und ganz verschließen, Blutgerinnsel und Schlaganfall hervorrufen. Der hohe Blutdruck ist natürlich vorprogrammiert.

Wenn Sie noch keine Niereninsuffizienz haben, dann können Sie den hohen Blutdruck auch sehr gut mit Fasten auf Normwerte senken.

Es ist zu empfehlen, die Ernährungsumstellung durch eine Fastenperiode einzuleiten. Fasten hat eine uralte Tradition. Vor zehntausend Jahren wurde schon gefastet. In den großen Weltreligionen kommt Fasten heute noch vor und ist ein wesentlicher Bestandteil; erwähnt sei hier der Buddhismus, das Christentum, der Islam und das Judentum. Durch das Fasten wird der gesamte Organismus entsäuert, alle Körpersäfte fließen wieder besser, voran das Blut und die Lymphe. Die Geldrollenbildungen der roten Blutkörperchen lösen sich wieder auf, sonstige Eindickungen von Blut und Lymphe verschwinden. Im Dunkelfeldmikroskop sind nach dem Fasten keinerlei Stauungszeichen bzw. Eiweißverdichtungen wie Filite oder Mucor-Symplasten mehr zu sehen, auch keine Thrombozytenaggregationen mehr. Die Eiweißspeicher werden entleert. Auf diese Weise wirkt das Fasten dem Herzinfarkt, Schlaganfall und weiteren negativen Gefäßprozessen entgegen.

Auch die Gefäßwände, die durch Arteriosklerose ihre Elastizität verloren haben, werden wieder funktionsfähiger, die Verhärtung nimmt durch das Fasten ab. Weitere Gefäßprozesse wie Tinnitus, Hörsturz und Migräne verschwinden durch das Fasten.

Das strenge Fasten bedeutet Verzicht auf jegliche Nahrung. Dies können Sie zuhause über einige Tage durchziehen, ansonsten gibt es Fastenkuren bei Dr. Buchinger usw. Es gibt weitere Fastenarten, z. B. das 24-Stunden-Fasten oder das Morgenfasten, welches bedeutet, dass der Mensch morgens bis zur Mittagszeit auf Nahrung verzichtet, da morgens sowieso die Ausscheidungsphase im Körper abläuft und diese durch das Morgenfasten unterstützt wird. Man kann unterstützend Basentee (Kräutertee) oder auch Basentee nach Dr. Rau trinken.

Rezept Basentee (nach Dr. Rau):

Gartenbohnen, Zucchini und Sellerie lässt man zu gleichen Teilen schonend köcheln, etwa 20 Minuten lang, vom Sud trinkt man einige Tassen über den Tag verteilt.

Das sogenannte Morgenfasten muss über einen langen Zeitraum (6–12 Monate) durchgehalten werden, um Erfolge zu erzielen.

Es gibt auch das sogenannte Teilfasten, das Eiweißfasten. Manchmal kann man das strenge Fasten nicht einplanen, da kann man auf das Eiweißfasten ausweichen, d. h. man isst über 2–3 Wochen ausschließlich rohes Obst. Damit werden die Eiweißspeicher entleert. Dieses Eiweißfasten eignet sich ebenso gut als Auftakt zur Ernährungsumstellung. Der Verzicht auf jegliches tierisches Eiweiß lässt die Körpersäfte wieder ungehindert fließen, der Organismus erholt sich. Gefäßerkrankungen werden weniger und verschwinden ganz, wenn die Ernährungsumstellung dem anfänglichen Fasten folgt.

Und nicht zu unterschätzen ist die Bewegung an der frischen Luft.

Bewegung in frischer Luft wirkt stark durchblutungsfördernd, die Lymphe wird durchwalkt. Überschüsse von Tiereiweiß werden abgebaut, Harnsäure und die Blutfettwerte sinken. In der Folge wird das Gewebe besser mit Sauerstoff versorgt. Durch Muskelarbeit in frischer Luft wird eine Entgiftung über die Ausscheidungsorgane erzielt, das aktive Schwitzen ist ein wesentlicher Aspekt hierbei. Durch die Ausscheidung der Schlackenstoffe über die Haut entsäuert der Körper, der Blutstrom und die Lymphe kommen besser in Fluss. Wo die Körpersäfte fließen, gibt es keinen Stau, keine Entzündung, keine Eindickung von Blut bzw. Lymphe und somit keine Gefäßverstopfung.

Die meisten Krankheiten gehen mit einer Übersäuerung einher, dieser wirkt das aktive Schwitzen entgegen, welches bei anstrengender Bewegung in frischer Luft stets entsteht. Die Ausscheidung von Stoffwechselsäuren lässt unseren Urin dann wieder basisch werden, was unbedingt erstrebenswert ist.

Der Dyskrasie, der fehlerhaften Zusammensetzung der Körpersäfte, wirkt der Sport in frischer Luft entgegen, somit hilft dieser, viele chronische Krankheiten zu verhüten. Die körperliche Betätigung in frischer Luft wirkt der Stase, der Stagnation des Bewegungsapparates, entgegen, sogar die Darmtätigkeit wird angeregt, Blut und Lymphe fließen besser, der Nährstofftransport im Körper wird ebenso angekurbelt. Somit wirkt der Sport in frischer Luft dem Herzinfarktrisiko, dem Schlaganfall und anderen Gefäßerkrankungen entgegen. Migräne und Tinnitus verschwinden meist ganz. Die Blutzuckerwerte bei Diabetikern sinken.

Studien in USA haben bewiesen, dass das Krebsrisiko sinkt.

Bergwandern, Schwimmen in offenen Seen, auch Radfahren und Skilanglauf habe ich meinen Patienten immer dringend empfohlen. Nach Christiaan Barnard sind Walken, Langlaufen, Schwimmen, Radfahren und Wandern die sogenannten Herzsportarten. Probieren Sie es aus, beginnen Sie gleich, Ihre Erledigungen zu Fuß oder per Fahrrad zu machen. Planen Sie am Wochenende eine Wanderung oder freuen Sie sich auf Ihren nächsten Urlaub in den Bergen.

Und nun zur homöopathischen Konstitutionstherapie nach Samuel Hahnemann. Die unten aufgeführten Arzneien, habe ich erfolgreich bei Bluthochdruck eingesetzt. Jahrzehnte habe ich damit den Menschen sehr gut helfen können. Die Blutdruckwerte purzelten meist bis zum Normwert runter. Es sind:

Veratrum viride, Barium carbonicum, Aurum metallicum, Arnica montana, Lachesis muta, Arsenicum album, Plumbum metallicum, Viscum album, Glonoinum, Phosphorus und Crotalus horridus.

Die passende Arznei wird je nach Arzneimittelbild ausgewählt.

Bei Blutdruckkrisen habe ich über Jahrzehnte bei RR Werten über 200 mmHg 15 Tropfen Glonoinum D3 (DHU, Weleda) auf die Zunge gegeben, oftmals nach 10 Minuten weitere 5–8 Tropfen, je nach Blutdruckwert. Damit kehrten die erhöhten Blutdruckwerte zur Norm zurück. Die Patienten bekommen keinen roten Kopf und keinen Schwindel. Liegen die Blutdruckwerte etwa bei 170–180 mmHG, dann beginne ich mit 10 Glonoinum D3 und gebe bei Bedarf nochmals 5 Tropfen nach. Die Dosierung richtet sich nach der Konstitution.

Bei einer Hypertonie kann man auch von der Horvi-Enzym Therapie große Hilfe erwarten, wobei Norvi-Enzym Naja mite und Enzym Crotalus forte sowie Horvi Curare4, Enzym Triturus und Enzym-Latromactan als Injektion eingesetzt werden, Horvi-Enzym-AP7 und Horvi Nucleozym comp.II werden oral verabreicht. Strenges Eiweißfasten ist wichtig.

Die Firma sanum bietet ebenfalls homöopathische Arzneien zur Senkung des Blutdruckwertes an. Sehr gute Erfolge sind mit der Arznei Mucokehl D5 und Aspergillus oryzae zu erzielen. Bei Mucokehl ist der Wirkstoff Mucor racemosus dafür verantwortlich und bei beiden Arzneien handelt es sich um Pilzpräparate. Mucokehl ist in Tropfen als Mucokehl D5 in Apotheken erhältlich, in Tablettenform ist Mucokehl ebenso in der Verdünnung D5 erhältlich, in Suppositorien in D3, in Salbe ebenso in D3, in Kapselform in D4 und als Injektion in D5, D6 und D7.

Aspergillus oryzae wird in der Verdünnung D6 in Tropfenform angeboten. Man kann 1 x pro Tag 5–10 Tropfen einnehmen oder/und zusätzlich 1 x pro Tag 5–10 Tropfen in die Ellenbeuge einreiben. Beide Formen der Anwendung helfen.

Und auch in der Bachblütentherapie gibt es eine Auswahl von Blüten, welche zusätzlich zur homöopathischen Arznei gut einsetzbar sind und helfen. Ich habe in meiner fast 50-jährigen Praxistätigkeit immer wieder die passenden Blüten eingesetzt.

Die Blüte **Holly** passt, wenn man wütend, aufgeregt oder cholerisch ist und sich über seine Krankheit ärgert.

Eine weitere Blüte ist **Impatiens** (Drüsentragendes Springkraut). Menschen, die gereizt, ungeduldig, hastig und kribbelig sind, brauchen diese Arznei. Ihr Gesamtzustand wird positiv beeinflusst, der Blutdruck in Kombination mit der homöopathischen Arznei reagiert recht schnell. Meistens werden Normalwerte erreicht und die Niere hat keinen Grund insuffizient zu werden.

**Rock Rose** (gelbes Sonnenröschen) ist eine weitere Blüte, welche beruhigend wirkt. Bei Angstzuständen und Panikattacken wird diese Blüte eingesetzt, passend zum homöopathischen Mittel.

Und eine weitere Arznei ist **Rock Water** (Wasser aus einer Heilquelle). Menschen, die diese Blüte brauchen, sind starr, diszipliniert, stets kontrolliert. Solche Menschen, die sich gar nichts gönnen, immer nur für andere ein Vorbild sein wollen, brauchen dieses Wasser zur Regulierung des Blutdrucks.

**Vervain** (Eisenkraut) ist sehr nützlich bei Patienten, die intolerant sind, missionarisch, sehr idealistisch eingestellt sind aber voller Begeisterung ihre Unternehmungslust nicht bremsen können, dass sie stets gestresst sind und einen Bluthochdruck als Quittung bekommen. Vervain wirkt beruhigend. Die Patienten werden ruhiger, toleranter, verständnisvoller, maßvoller und setzen ihre Kraft angemessen ein.

**Vine** (Weinrebe): Ich beherrsche alles, nur meine Ansicht zählt, ich bin extrem intolerant, rechthaberisch und weiß alles besser. Ich bin rücksichtslos und beherrsche alles. Das ist das Thema dieser Blüte. Man ist herrschsüchtig und hat auf diese Weise einen hohen Blutdruck bekommen. Diese Blüte hilft, einsichtiger, toleranter und rücksichtsvoller zu werden. Man kann mit anderen zusammen arbeiten, man kann sich in die Gruppe einfügen. Der Blutdruck reagiert auf diese Weise.

Die letzte Blüte in diesem Zusammenhand ist **Willow** (gelbe Weide). Das Motto ist hier: Ich bin beleidigt, stocksauer, fühle mich ungerecht behandelt, ich hadere mit dem Schicksal, ich bin verbittert. Der Blutdruck steigt. Diese Blüte hilft gelassener zu werden, sein Schicksal zu akzeptieren, man verzeiht, versöhnt sich, geht auf den anderen zu, man ist nicht mehr sauer oder beleidigt. Dieses Verhalten tut dem Blutdruck gut.

Ein ganz wichtiges Notfallmittel bei einer Blutdruckkrise ist **Rescue Remedy** (Notfallmittel). Dieses ist eine Bachblütenmischung aus 5 Blüten:

- Cherry Plum,
- Clematis,
- Impatiens,
- Rock Rose und
- Star of Bethlehem

und ist in der Apotheke zu beziehen. Bei einer Krise nehmen Sie alle 4 Minuten zusätzlich zum homöopathischen Mittel Glonoinum D3 (s. Seite 122) 2–3 Tropfen. Geben Sie die Tropfen bitte auf die Innenseite der Unterlippe. Der Blutdruck reagiert sehr schnell, dann nehmen Sie noch 1 x nach etwa 1 Stunde 2 Tropfen.

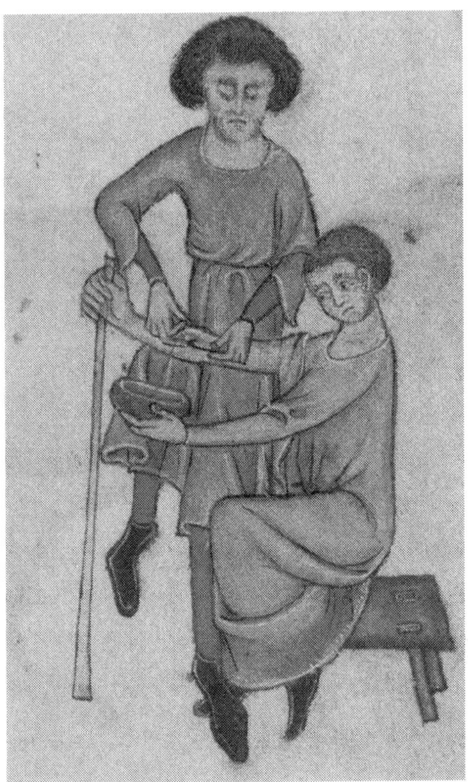

Aderlass. England, 14. Jahrhundert. Miniatur aus dem Luttrell-Psalter. London Britisches Museum Add. Ms. 42130

## 10.1 Der Aderlass

Und folgende Anwendung darf nicht vergessen werden: Der Aderlass. Dieser zwingt den Blutdruck in die Knie.

Der Aderlass ist eine der ältesten Behandlungsmöglichkeiten überhaupt. Als Vorsorge von Gefäßerkrankungen und zur Blutdruckregulierung ist er eine sehr gute Medizin. Man kann diesen an verschiedenen Körperstellen anlegen, z. B. an den Beinvenen bei Stau, Entzündung oder Thrombose der unteren Extremität, in der Kniekehle bzw. in den Armvenen, welche die meist bevorzugte Stelle ist. Bei Hypertonus und vorbeugend gegen Herzinfarkt, Schlaganfall,

Thrombose und Durchblutungsstörungen jeglicher Art wird er eingesetzt und wirkt ausgezeichnet. Aderlass bedeutet Eiweißverlust; er wirkt der Überfüllung der Eiweißspeicher entgegen; die Gerinnungsfaktoren im Blut, welche Eiweißkörper sind, und der Blutdruck kehrt zur Norm zurück, der Aderlass wirkt somit dem Schlaganfall entgegen.

Blut und Lymphe werden flüssiger, Stau, Entzündung und Bluteindickung verschwinden. Die Geldrollenbildung der Erythrozyten, welche in der Dunkelfeldmikroskopie zum Ausdruck kommt, auch die Filite und Mucor-Symplasten (Eiweißanhäufungen), welche bei zähflüssigem Blut zu sehen sind, lösen sich auf. Es wird somit der Übersäuerung des Gewebes entgegengewirkt. Schlackenstoffe werden ausgeleitet. Die erhöhten Blutfett- und Blutdruckwerte kehren zur Normalität zurück, Blutzuckerwerte ebenso, es wird dadurch der Arteriosklerose vorgebeugt. Weiterhin wirkt der Aderlass fiebersenkend, krampflösend und schmerzlindernd.

Die Menge und Häufigkeit der Blutentziehung richtet sich nach dem Krankheitsbild und der Konstitution des Patienten.

Bei Bluthochdruck empfehle ich, den Aderlass 1 x wöchentlich, 6 Wochen hintereinander, vorzunehmen — später 1 x/Monat, einige Male, dann seltener. Die Menge Blut sollte 60–150 ml betragen.

# 11 Die Niereninsuffizienz (Nierenschwäche, Nierenfunktionsstörung)

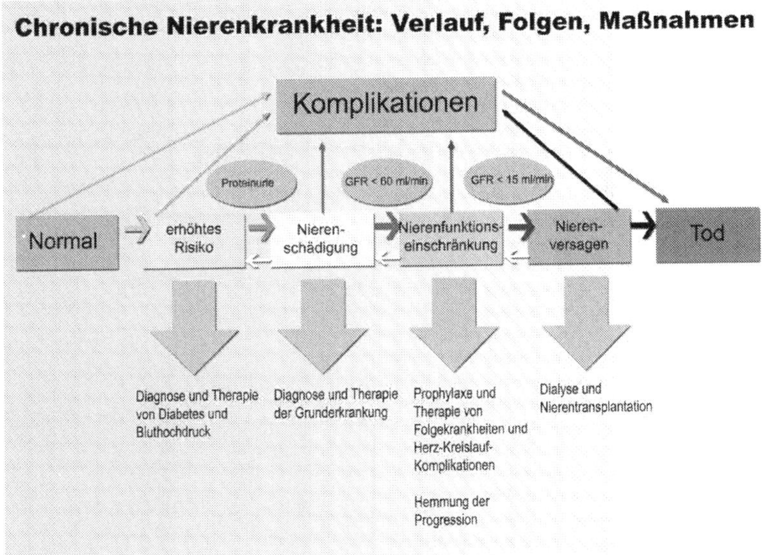


© Wikipedia, Eva Dumann

Im Alter lässt bei jedem Menschen die Leistung der Niere etwas nach. Da ist keine Arznei von Nöten. Aber was tun, wie sich verhalten bei Niereninsuffizienz? Diese kann als Folge von nicht gut ausgeheilten Erkrankungen auftreten, aber auch ohne Ursache kann eine Niere insuffizient werden. Es bedeutet, dass die Niere in ihrer Funktion stark eingeschränkt ist. Die harnpflichtigen Stoffe gehen ins Blut, der Urinfluss ist meist vermindert oder manchmal ganz erloschen. Erst wenn die Niere weniger als 50 % arbeitet, gehen die Blutwerte (Kreatinin, Harnstoff und Harnsäure) hoch und sind im Blut vermehrt. Erst bei einer Leistungsfähigkeit von etwa 20 % treten Beschwerden auf.

Eine Niereninsuffizienz schreitet unbehandelt fort mit unterschiedlicher Geschwindigkeit. Es geht in diesem Kapitel um die Möglichkeiten, diesem Fortschreiten entgegenzuwirken. Wenn man solch einen Patienten bekommt, gilt es zu untersuchen, welches Miasma sich dahinter verbirgt und man wird feststellen, dass meist die Tuberkulinie bei diesen kranken Menschen wütet. Mit den einzelnen zugehörigen Mitteln und der Nosode kann man dem Fortschreiten sehr gut entgegenwirken.

Ich erinnere mich an eine Patientin, die noch 16 % Nierenfunktion hatte – mit nur noch 10 % kommt man an die Dialyse – und 2 Jahre lang bei jeder Kontrolle Besserung meldete. Nach 2 Jahren verstarb sie an den Folgen eines Schlaganfalls.

Crotalus horridus D3, Phosphorus D30, Arsenicum album D30, Cantharis D6, Berberis D6 und Solidago D6 kamen zum Einsatz, außerdem Tuberculinum bovinum D200 und Medorrhinum D200 mehrfach alle 6 Wochen.

Bei einem anderen Patienten, der mich im hohen Alter (89 Jahre) konsultierte, lag das Kreatinin nur bei 1,8 mg/dl und nach Einsatz von Conium maculatum D200, Crotalus horridus D30, Phosphorus D6 und Calcium carbonicum D6 verbesserte sich der Kreatininwert. Die erste Messung nach 7 Wochen ergab ein Kreatinin von 1,44 mg/dl. Die Nosode Tuberculinum bovinum D200 kam später alle 6 Wochen zum Einsatz, auch weitere Konstitutionsmittel konnte ich für ihn finden. Dieser Patient lebt noch und musste nicht zur Dialyse. Seine Schwester, die leider keinen Homöopathen aufsuchte, ist zur Zeit an der Dialyse.

Ein weiterer Patient, Diabetiker, kam mit 58 Jahren mit einem Kreatininwert von 2,2 mg/dl zu mir. Auch da klappte es. Die Werte Kreatinin, Harnstoff und Harnsäure fielen, im Alter von 62 Jahren verstarb er an Folge von Colon-Ca. mit Lebermetastasen. Der Kreatininwert lag jahrelang zwischen 1,8–2 mg/dl, er war stabil wie auch der Harnstoffwert, der natürlich je nach Ernährung leichte Schwankungen zeigte.

Alle Patienten tranken den Nierentee nach Prof. Müller und sorgten für eine gute Durchblutung der Nieren. Dies konnten sie mit dem isopathischen Arzneimittel Mucokehl D5 in Tropfenform erreichen. Es ist ein sogenanntes Blutmittel, es wird eingesetzt bei Krankheiten, welche am Gefäßsystem oder Blut ihren Ursprung nehmen. Mucokehl wird bei Nierenschwäche über der Nierengegend eingerieben. 1 x pro Tag werden rechts und links über der Niere je 5 Tropfen mit leichtem Druck eingerieben oder auch nur aufgetupft. Bitte nicht einmassieren!

Um das zugehörige Miasma zu erkunden, braucht man Kenntnisse der einzelnen Miasmen, wie im Kapitel 4.7 beschrieben. Meist lodert bei den Menschen mit Niereninsuffizienz das tuberkulinische Feuer. Man kann es eindämmen, allerdings kann man die Glut nicht zum Ersticken bringen. Die Tuberkulinie kann man leicht erkennen. Folgende Merkmale sind auffallend:

Die Patienten sind oft hochgewachsen, schlank mit leicht hängenden Schultern. Wenn man mit diesen Menschen ins Gespräch kommt, klagen sie oft schon beim ersten Kontakt, dass sie frieren trotz Heizung. Die dünnen seidigen Haare fallen oft auf den ersten Blick auf, Zahnanomalien bei Kindern sind normal. Tuberkulinische Patienten sind oftmals unruhig, ruhig sitzen über längere Zeit gefällt ihnen nicht. Hin und her ist ihr Thema. Im Rechnen sind die Kinder und Erwachsenen gut, tüchtige Geschäftsleute hat man oftmals vor sich. Die Kinder und Erwachsenen haben stets eine große Vorliebe für Kartoffeln, Geräuchertes essen sie gerne, auch Schinken, Salzheringe, überhaupt haben sie eine Vorliebe für Salz. Weiterhin ist Süßes ein wichtiges Thema, ebenso Wein, ohne dass sie Alkoholiker werden. Sie können jederzeit ohne Probleme mit dem Alkohol aufhören, auch wenn sie z. B. jahrelang abends ½ Flasche Wein getrunken haben. Es fällt weiterhin die Trichterbrust auf und bei den Kindern oft die großen Köpfe. Auch eine heisere Stimme ist beim ersten oder zweiten Kontakt auffällig. Tuberkulinische Menschen ziehen andere in ihren Bann, sie können sehr charmant und liebenswürdig sein – dies ist das psorische Element – aber auch böse und brutal. Sie können sehr zornig sein. Reizbarkeit ist ein Thema. Über Wechselhaftigkeit, schlechte Laune und Unzufriedenheit berichten die Familienangehörigen. Diese Menschen werden manchmal als schwierig bezeichnet. Die Intelligenz fällt oft bei den ersten Kontakten auf.

Die tuberkulinischen Merkmale kann man nicht übersehen, sie fallen auf. Und wenn diese Menschen dann noch über ihre Empfindlichkeit, was Wetterwechsel betrifft, berichten und dass sie keine Zugluft vertragen, dann weiß der Beobachter schnell, dass hier die Tuberkulinie wütet. Und damit ist die Behandlung klar.

Arzneien, die in Frage kommen, sind:

Arsenicum album, Arsenicum iodatum, Barium carbonicum, Calcium carbonicum, Calcium phosphoricum, Ferrum phosphoricum, Hydrastis canadensis, Lycopodium, Phosphorus, Phytolacca, Sulphur, Cannabis sativa, Tuberculinum avis, Tuberculinum bovinum, Tuberculinum Koch, Tuberculinum marmor. und Tuberculinum Spengler.

Abhängig vom Grad der Insuffizienz kann man das Fortschreiten der Nierenschwäche durch Ernährung leicht beeinflussen. Salzarm essen, wenig tierisches Eiweiß auf den Speiseplan setzen, Lebensmittel mit einem hohen Anteil an einfach und mehrfach ungesättigter Fettsäure in der Küche verwenden. Genügend Ballaststoffe sollten eingesetzt werden, z. B. Vollkornbrot, Gemüse, Kartoffeln und Obst.

Und wenn dann noch die Kaliumwerte und Phosphatwerte im Blut erhöht sind, weil die Niere, die insuffizient ist, die Stoffe nicht mehr genügend ausscheidet, muss man sich für eine eingeschränkte Phosphoraufnahme entscheiden. Bei der Auswahl der Milchprodukte muss man Vorsicht walten lassen. Verwenden Sie wenig Milch bei der Zubereitung der Speisen. Phosphatarme Käse sind Quark, Camembert, Mozzarella und Briekäse.

Bei erhöhten Kaliumwerten im Blut verzichten Sie auf kaliumreiche Lebensmittel wie Aprikosen, Kartoffelgerichte, Spinat, Trockenobst, Nüsse und Bananen. Wenn Sie kaliumhaltige Gemüsesorten, einschließlich Kartoffeln, essen wollen, dann legen Sie die kleingeschnittenen Stücke einige Stunden vor dem Kochen in Wasser und kochen die Kartoffeln und das Gemüse in viel Wasser, damit das Kalium darin gelöst wird. Das Kochwasser dürfen Sie natürlich nicht weiter verwenden, darin ist das Kalium gelöst. Obst- und Gemüsesäfte sowie Alkohol sollten nur in kleinen Mengen genossen werden.

Sollten Sie Diabetiker sein, wird es etwas schwieriger, dann muss Ihnen Ihr Nephrologe bzw. Ihre Diätassistentin einen ganz genauen Plan erstellen.

Und zu guter Letzt möchte ich die homöopathischen Arzneien, die je nach Arzneimittelbild immer wieder zum Einsatz kommen, nennen:

Pareira brava, Phytolacca, Plumbum metallicum, Kalium bichromicum, Kalium carbonicum, Kalium nitricum, Kalium chloratum, Kalmia latifolia, Calcium carbonicum, Calcium phosphoricum, Cannabis sativa, Juniperus communis, Mercurius corrosivus, Nux vomica, Methylenblau, Lithium carbonicum, Liatris spicata, Lycopodium, Phosphorus, Thuja occidentalis und Crotalus horridus.

Nicht zu vergessen auch die Nosode Medorrhinum und die verschiedenen Tuberculinum Nosoden, welche auf Seite 55 besprochen wurden.

Und noch ein Wort zur seelischen Verfassung der Patienten, denen der Nephrologe bei Verschlechterung der Werte eine Dialyse empfohlen hat. Diese Patienten benötigen eine Bachblütentherapie. Sie sind in einer seelischen Notsituation und die Bachblüten, welche in keiner Weise schaden können, helfen auf sehr milde Art.

Bachblüten (s. auch Kapitel 8.5) sind sowohl zur Vorbeugung als auch zur Behandlung von Krankheiten geeignet. Die Bachblütentherapie geht auf Dr. Bach zurück, der von 1886–1936 lebte. Es ist eine nebenwirkungsfreie Behandlung. Sie erfasst psychische und körperliche Störungen, welche meist zusammenhängen. Dr. Bach erkannte, das körperliche Symptome ihre Wurzeln stets in psychischen Störungen haben; die körperliche Erkrankung ist oftmals nur Folge von seelischen Verletzungen.

Es gibt 38 Bach-Mittel (s. Seite 135), von denen jede auf bestimmte psychische Merkmale passt, auf individuelle Charaktereigenschaften. Die körperlichen Beschwerden sind oftmals nur Folgezustände. 36 Bach-Mittel werden aus Blüten hergestellt, deshalb spricht man allgemein von Bachblüten, 2 Mittel werden nicht aus Blüten sondern von Knospen und einem Wasser aus einer Heilquelle hergestellt. Es handelt sich um Chestnut Bud und Rock Water.

Diese Bachblütentherapie lässt sich sehr gut mit anderen Naturheilverfahren, auch mit der Homöopathie, kombinieren. Als alleinige Behandlungsmethode ist die Bachblütentherapie besonders zur Vorbeugung von Krankheiten geeignet und für seelische Krisen.

Die Einnahme erfolgt auf 3 verschiedene Arten, entweder als:

**Direkt-Einnahme:** die Mittel werden direkt aus der Stock Bottle tropfenweise auf die Zunge gegeben. Meist reicht 1 Tropfen 2 x/Tag aus, in Notsituationen kann man bis zur Besserung 1 Tropfen jede Stunde geben, danach seltener.

Oder durch Vermengen mit Wasser:

**Wasserglasmethode:** Man gibt meist 2 Tropfen auf ein Glas Wasser (Quellwasser oder abgekühltes, abgekochtes Wasser), danach trinkt man dieses Glas schluckweise aus, indem man die Lösung möglichst lange im Mund behält. Es werden zu Beginn etwa halbstündlich ein Schluck getrunken, später seltener, über den Tag verteilt, bis das Glas geleert ist.

Meistens kommen aber fertige Verdünnungen in Einnahmefläschchen zur Anwendung.

**Einnahme-Fläschchen:** Man kauft in der Apotheke 30 ml Fläschchen mit Pipette und gibt auf 10 ml abgekochtes Wasser (oder Quellwasser) je 1 Tropfen der entsprechend ausgesuchten Bach-Blüten aus der Stock Bottle. Das Fläschchen wird zu 2/3 mit Wasser gefüllt, das letzte Drittel wird mit Schnaps, oder bei Alkoholunverträglichkeit mit Apfelessig, aufgefüllt. Das dient der Haltbarmachung. Aus diesem Einnahme-Fläschchen werden täglich meist 3–4 x 4 Tropfen eingenommen oder auf das zu beeinflussende Chakra eingerieben. Die Dosis variiert je nach Beschwerdebild und Konstitution. Wenn die Bachblüten eingerieben und über die Haut vom Körper aufgenommen wurden, waren die Erfolge in meiner Praxis am besten.

Und nun zu den einzelnen Blüten, die immer wieder bei fortgeschrittener Niereninsuffizienz und auch bei Dialysepatienten zum Einsatz kamen.

**Mimulus** – gefleckte Gauklerblume – diese Blüte hilft Menschen in Angstsituationen, wenn sie sagen können, wovor sie Angst haben, z. B. vor dem Gespräch mit dem Arzt, vor dem Leiden, welches die Krankheit mit sich bringt, vor dem Sterben etc. Wenn diese Menschen die Blüte Mimulus bekommen, werden sie ruhiger und gelassener.

**Aspen** – Zitterpappel – auch dies ist eine sogenannte Angstblüte und ist für Menschen geeignet, welche unter allgemeiner, oftmals unerklärlicher Angst leiden. Sie können ihre Angst oft nicht benennen, es besteht kein konkreter Anlass. Allgemeine Zukunftsangst ist oft das Thema. Aspen wirkt diesem Gefühl der Unsicherheit entgegen, die Menschen werden sicherer. Ich habe diese beiden Mittel bei Nierenpatienten oftmals kombiniert und sehr gute Erfolge gehabt.

**Rock Rose** – gelbes Sonnenröschen – hilft Panikattacken oder panikartige Zustände überwinden. Menschen, die durch schlimme Nachrichten oder unangenehme Erlebnisse oder z. B. in einer Prüfungssituation in Panik geraten, total ausrasten und durchdrehen, wieder einen klaren Kopf zu bekommen. Rock Rose gehört zu den Angstblüten und wird eingesetzt, wenn die anderen Blüten wie Aspen und Mimulus nicht passend sind, weil der Zustand zu heftig, zu panikartig ist. In einem solchen Fall ist oft Rock Rose das Typenmittel und bringt Erleichterung. Bach hat selbst Rock Rose als Notfall-Mittel eingesetzt, bevor er es mit anderen Blüten im Laufe seines Lebens kombinierte. Heute sind in den Notfalltropfen (Rescue Remedy) 5 Blüten beinhaltet (Cherry Plum, Clematis, Impatiens, Star of Bethlehem und Rock Rose). Wenn nun panikartige Zustände immer wiederkehren oder über einen längeren Zeitraum anhalten, dann reagiert der Patient oft mit hohem Blutdruck und weiteren körperlichen Symptomen. In diesen Fällen hilft Rock Rose. Ich habe es über Jahrzehnte mit bestem Erfolg eingesetzt.

**Cherry Plum** – die Kirschpflaume – diese ist für Patienten geeignet, die unter großem seelischen Druck stehen, die stets kurz vor dem Durchdrehen sind. Diese haben das Gefühl, jeden Augenblick zu explodieren, die Kontrolle über sich zu verlieren. Loslassen müssen solche Personen lernen. Wenn ein Mensch emotional immer unter Druck steht, bekommt er oft einen hohen Blutdruck, manchmal kommt es dabei sogar zu Blutdruckkrisen und drohendem Schlaganfall. Wenn derart veranlagte Menschen mit der Bachblüte Cherry Plum behandelt werden, werden sie wieder gelassener, ihr Gefäßsystem steht nicht mehr unter einem solch hohen Druck. Diese Blüte hilft den Nierenpatienten, wenn sie unter panikartiger Angst leiden und kurz vor dem Durchdrehen sind.

**Olive** – Olivenbaum – ist für Menschen geeignet, die an psychischer und körperlicher Erschöpfung leiden, meist an beiden. Bei allen Schwächezuständen wird es eingesetzt und hilft prompt. Natürlich muss sich der Mensch auch die nötigen Ruhepausen gönnen. Bei Herzschwäche, worüber die Nierenpatienten oftmals klagten, ließ ich die Tropfen über der Herzgegend einreiben, meist 4 x 4 Tropfen vom Einnahmefläschchen oder bei Bedarf 1 Tropfen pur aus der Stock Bottle.

**Willow** – Gelbe Weide – Menschen, die sich gegenüber ihrem Schicksal auflehnen, die unzufrieden sind und sich ungerecht behandelt fühlen, brauchen Willow. Die Menschen werden versöhnlicher, verzeihen und sind nicht mehr so schnell beleidigt. Die Krankheiten werden auch positiv beeinflusst.

**Mustard** – Wilder Senf – Die Menschen, die diese Blüte brauchen, sind schwermütig, traurig, können sich nicht mehr freuen. Mustard gibt ihnen wieder ein positives Lebensgefühl zurück. Krankheiten, die in Zusammenhang mit Mustard stehen, bessern sich.

**Gentian** – Herbstenzian – Ich resigniere, ich gebe auf, dies ist das Motto von Gentian. Man ist entmutigt, hat zur Zeit keine Durchhaltekraft, man kennt nur das Wort aufgeben, man ist mutlos und braucht viel Zuspruch, um durchzuhalten. Diese Blüte sorgt dafür, dass man schneller gesund wird, man fasst wieder Mut, man wird fröhlicher und spürt neue Kraft.

# Anhang

## Liste der Bach-Blüten und ihre Bezifferung

|  |  |  |
|---|---|---|
| 1 | Agrimony | Gemeiner Odermennig |
| 2 | Aspen | Espe / Zitterpappel |
| 3 | Beech | Rotbuche |
| 4 | Centaury | Tausendgüldenkraut |
| 5 | Cerato | Bleiwurz |
| 6 | Cherry Plum | Kirschpflaume |
| 7 | Chestnut Bud | Rosskastanienknospe |
| 8 | Chicory | Wegwarte |
| 9 | Clematis | Gewöhnliche Waldrebe |
| 10 | Crab Apple | Holzapfel |
| 11 | Elm | Englische Ulme |
| 12 | Gentian | Herbstenzian |
| 13 | Gorse | Stechginster |
| 14 | Heather | Schottisches Heidekraut |
| 15 | Holly | Europäische Stechpalme |
| 16 | Honeysuckle | Geißblatt |
| 17 | Hornbeam | Hainbuche |
| 18 | Impatiens | Springkraut |
| 19 | Larch | Europäische Lärche |
| 20 | Mimulus | Gefleckte Gauklerblume |
| 21 | Mustard | Ackersenf |
| 22 | Oak | Eiche |
| 23 | Olive | Ölbaum |
| 24 | Pine | Schottische Kiefer |

| | | |
|---|---|---|
| 25 | Red Chestnut | Rote Kastanie |
| 26 | Rock Rose | Gelbes Sonnenröschen |
| 27 | Rock Water | Fels-Quellwasser |
| 28 | Scleranthus | einjähriger Knäuel |
| 29 | Star of Bethlehem | Doldiger Milchstern |
| 30 | Sweet Chestnut | Esskastanie / Edelkastanie |
| 31 | Vervain | Eisenkraut |
| 32 | Vine | Weinrebe |
| 33 | Walnut | Walnuss |
| 34 | Water Violet | Wasserfeder |
| 35 | White Chestnut | Weißblühende Rosskastanie |
| 36 | Wild Oat | Waldtrespe |
| 37 | Wild Rose | Hecken-Rose |
| 38 | Willow | Gelbe Weide |
| 39 | Rescue Remedy | Notfalltropfen |

# Die Horvi-Enzym-Therapie

Als Ergebnis seiner Forschungstätigkeit gelang Dr. Waldemar Giesing die Enteiweißung tierischer Rohgifte von Schlangen, Spinnen, Kröten, Salamandern und Skorpionen, daraus konnte eine Enzym-Therapie abgeleitet werden. Trotz Enteiweißung wirkt dieser Enzym-Komplex ohne Einbußen, in der Naturmedizin hat man damit gute Erfolge, sogar dann, wenn andere Heilmethoden versagen. Die Erfolge mit der Horvi-Enzym Therapie sind verblüffend, es werden körpereigene Heilkräfte angestoßen sowie echte Heilungen in Gang gesetzt. Diese Therapie ist sehr gut mit der Homöopathie und der sanum-Therapie kombinierbar. Auch die Bachblütentherapie eignet sich gut zur Kombination. Diese Heilmethode kann sowohl zur Prophylaxe als auch bei akuten Erkrankungen und zur Nachsorge eingesetzt werden.

Zur Krebsprophylaxe, bei bestehender Präkanzerose, habe ich folgende Mischspritze mit bestem Erfolg eingesetzt. Anfangs habe ich **Horvi C33 + Horvi C300** je 2 Ampullen im täglichen Wechsel i.m. gespritzt und jedes Mal getrennt zusätzlich 1 Ampulle **Horvitrigon forte** i.m. Bei Besserung nach einigen Wochen bis Monaten konnten die Zeitabstände zwischen den einzelnen Injektionen verlängert werden, je nach Entwicklung.

Bei bestehendem Tumor bieten sich weitere Horvi-Präparate an, die Erfolge waren verblüffend. Ein erfahrener Horvi-Therapeut wird die jeweils passenden Arzneien herausfinden.

# Das Schröpfen

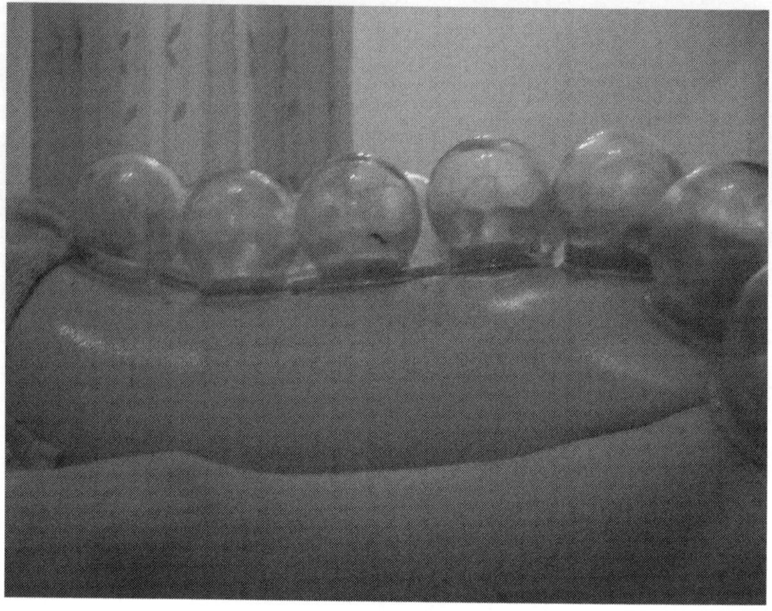

© Wikipedia: quatro.sinko. Schröpfen

Das Schröpfen ist eine Ausleitungsmethode.

**Beim blutigen Schröpfen** verwendet man ein Hämostilett, damit werden durch Einstiche Hautpartien über dem Schmerzorgan geöffnet, dann werden die Schröpfgläser über den Einstichen aufgesetzt, die Schröpfgläser füllen sich zu 1/4–1/3 mit Blut, welches über den geöffneten Hautpartien austritt. Das Immunsystem wird angeregt. Der Reiz ist enorm.

**Beim Trockenschröpfen** werden die Schröpfgläser erhitzt und anschließend über der schmerzenden Stelle oder über der speziellen Reflexzone, die dem inneren Organ zugeordnet ist, aufgesetzt. Auch hierbei ist die Wirkung auf das Immunsystem enorm.

# Quellen


1. Maier, Dr. Karl F.: Kursbuch
2. Maier, Dr. Karl F.: Blase + Nieren
3. Flemmer, Dr. Andrea: Blasenprobleme natürlich behandeln
4. Repertorium 2015 der sanum-Arzneimittel
5. Krebs, Harald: Eigenbluttherapie, 4. Auflage
6. Enders, Norbert: Bewährte Anwendung der homöopathischen Arznei, 2. erweiterte Auflage
7. Richter, Isolde: Lehrbuch für Heilpraktiker, 6. Auflage, Urban & Fischer

# Vita

Dr. med. Gertrud Grimm, Jahrgang 1946, Medizinstudium in Münster/Westf. und Heidelberg. Staatsexamen und Promotion an der medizinischen Fakultät der Universität Heidelberg.

Von 1974-1999 in Kassenarztpraxis, anerkannter Landpraxis, in Biblis tätig: zunächst als Assistentin, seit 1978 selbst niedergelassen, in den ersten Jahren als praktische Ärztin, später als Fachärztin für Allgemeinmedizin.

Während der 25-jährigen Tätigkeit in der Kassenarztpraxis zusätzlich langjährige Ausbildung in naturheilkundlichen Therapien, später ausschließlich in klassischer Homöopathie. Verleihung der Zusatzbezeichnung „Homöopathie" von der Landesärztekammer Karlsruhe 1998.

Von 1999 bis 2009 in eigener homöopathischer Privatpraxis in Bensheim tätig.

**Autorin folgender Bücher:**

Zuverlässige naturheilkundliche Rezepte und Anwendungen aus 40-jähriger Praxis.
ISBN 978-3-96543-010-5, 424 Seiten – 39,95 €

Ratschläge zur Verhütung von Herzinfarkt, Schlaganfall und weiteren Gefäßerkrankungen. Unter Berücksichtigung der chronischen Miasmen
ISBN 978-3-96543-089-1, 70 Seiten – 14,95 €

Krebs und chronische Erkrankungen verhüten und heilen – mit ganzheitlichen Methoden und Homöopathie. Vom Symptom zur Krankheit durch Unterdrückung
ISBN 978-3-96543-055-6, 100 Seiten – 14,95 €